機能解剖からよくわかる！

オールカラー

「誤嚥」に負けない体をつくる
間接訓練ガイドブック

嚥下の土台からのアプローチ！

小笠原訪問看護ステーション 技師長／言語聴覚士
大野木宏彰
著

MCメディカ出版

はじめに

　嚥下リハビリは、食べ物を用いる「直接訓練」と食べ物を用いない「間接訓練」に大きく分けられます。「直接訓練」については、嚥下造影検査（VF）などにもとづいた食事形態・姿勢・介助方法の工夫など、専門的な内容が多くの書籍で紹介され、学習する機会が豊富にあります。しかし、「間接訓練」については、アイスマッサージ、シャキア訓練、嚥下体操など、口腔面へのアプローチを中心に画一的な内容が紹介されるにとどまることが多いのが現状です。

　本書を手にした皆さんも、「思うように訓練効果が出ない」「指示理解ができない認知症の患者さんには何をしたらいいのかわからない」など、「間接訓練」に悩んでいる人が多いのではないでしょうか？

　7～8年前の私自身もそんな一人でしたが、間接訓練がうまくいかないのは、「アプローチの視点が口腔に偏っていること」と「身体機能へのアプローチ不足」が大きいと気付き、嚥下運動を支える頸部・肩甲帯の筋肉・関節の知識、姿勢や喀出能力を改善させるためのストレッチや下肢・体幹の運動プログラムなど、"嚥下の土台からのアプローチ"に必要なリハビリ技術を勉強し、現場で取り入れていきました。そうすることによって、後頸筋群の筋緊張がほぐれて頸部伸展位が改善したり、座位時に閉口できるようになったり、発熱を繰り返しがちだった患者さんの全身状態が安定したりと、効果が目に見えて感じられることが増えていきました。

　間接訓練に悩んでいる皆さん、まずは、今一度、自分が行っている訓練を振り返ってみてください。「舌が前に出ないからガーゼで舌を引き出す」「飲み込みが弱いからシャキア訓練で頸部前面の筋肉を鍛える」など、目の前の口腔の問題だけを見て訓練を行っていることが多かったのではないでしょうか。

効果的な間接訓練を行うためには、機能解剖を理解し、嚥下機能の土台の部分にも目を向けてアプローチしていくことが大切です。ただ、言語聴覚士（ST）や看護師をはじめ、嚥下リハビリに関わる職種は、機能解剖や身体的なアプローチについては苦手な人が多いと思います。本書をまとめるにあたり、いかにわかりやすく体系立てるか、構想から完成までかなりの期間を要しましたが、体験実習や触診をたくさん取り入れることで、現場目線の実践的な内容に仕上げることができたと感じています。

　本書が、皆さんの間接訓練の意識改革（パラダイムシフト）に、そして、患者さんの誤嚥性肺炎予防やQOL向上につながれば幸いです。

2018年7月

小笠原訪問看護ステーション　技師長／言語聴覚士　　大野木宏彰

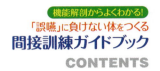

はじめに………2

A 摂食嚥下はこう変わる！　5

1 "嚥下の土台からアプローチする"嚥下リハビリを目指そう！………6

B イラストでわかる解剖と機能の基礎知識！　19

2 摂食嚥下機能の基礎知識………20
3 機能解剖の基礎知識………38
4 機能訓練の基礎知識………55

C 嚥下の土台には、こうアプローチしよう！　77

5 下肢・体幹には、こうアプローチしよう！………78
6 頸部・肩甲帯には、こうアプローチしよう！………96
7 顎関節には、こうアプローチしよう！………114
8 機能解剖からアプローチする！"根拠と効果のある"口腔リハビリ………127

索引………149
著者紹介………151

A

摂食嚥下はこう変わる！

1 "嚥下の土台からアプローチする" 嚥下リハビリを目指そう！

　最近、テレビや新聞で「死因は食べ物が誤って気管の中に入って起こる誤嚥性肺炎でした」という高齢な著名人の訃報を見聞きしたり、健康関連のバラエティ番組や雑誌でも「のどを鍛える」「飲み込み力をアップする」といったテーマが取り上げられているのをよくみかけるようになりました。日本が超高齢社会に突入して、高齢者の誤嚥性肺炎による死亡者数が増えていることから、その治療や予防のための摂食嚥下リハビリテーション（以下、嚥下リハビリ）に社会の注目が集まっているといえるでしょう。

　しかし、食べ物や飲み物のむせの軽減ばかりに目を向けていたり、口やのどにばかりアプローチしたりでは、実は高齢者の嚥下リハビリはうまくいきません。高齢者に誤嚥性肺炎が増加しているのは、加齢や基礎疾患などで"誤嚥が増えること"だけでなく、低栄養やフレイル・サルコペニアといった全身状態の破綻によって"肺炎を発症しやすくなっていること"も大きな要因だからです。

　高齢者の誤嚥性肺炎の治療や予防のためには、もっと視野を広げ、全身の筋力・姿勢・呼吸といった"嚥下の土台"にアプローチする必要があります。超高齢社会に対応できる嚥下リハビリへのパラダイムシフトが求められているのです。

超高齢社会に対応できる嚥下リハビリへのパラダイムシフト

　2011年、日本人の死亡原因の第3位に、脳血管障害に替わって肺炎が浮上しました（**図1**）。肺炎死亡者の9割以上を高齢者が占めており、加齢に伴って誤嚥性肺炎の発症率が上がるという報告（**図2**）[1] もあることから、今後もさらに高齢者の誤嚥性肺炎が増加することは容易に想像できます。誤嚥性肺炎の治療や予防のために嚥下リハビリの重要性が増してくるのも必然の状況といえるでしょう。

　嚥下リハビリは、食べ物を用いる「**直接訓練**」と食べ物を用いない「**間接訓練**」に大きく分けられます（**表1**）。これらの嚥下リハビリは、おもに脳卒中後の摂食嚥下障害に対するリハビリを中心に発展してきた経緯があります。

　しかし、私たちが近年現場で対応する摂食嚥下障害患者さんは、基礎疾患が増悪し

摂食嚥下はこう変わる！

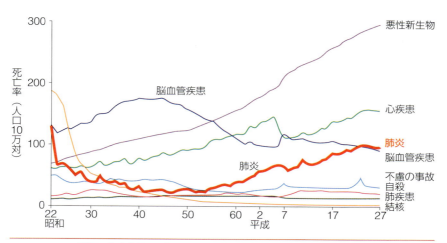

図1　おもな死因別にみた死亡率（人口10万対）の年次推移

厚生労働省．平成28年人口動態統計月報年計（概数）の概況．2016.11．

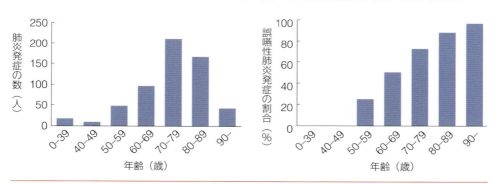

図2　入院患者の年齢別肺炎発症数

Teramoto, S. et al. High incidence of aspiration pneumonia in community-and hospital-acquired pneumonia in hospitalized patients : a multicenter, prospective study in Japan. Jam Geriatr Soc. 56, 2008, 577-9.より改変

表1　直接訓練と間接訓練

- ●直接訓練……嚥下造影検査（以下、VF）や嚥下内視鏡検査（以下、VE）などによる嚥下評価に応じた、食べ方・食べさせ方や食事形態・姿勢などの工夫　など
- ●間接訓練……嚥下機能を向上させるための口腔・顔面・頸部の運動や、口腔内細菌の質や量を減らすための口腔ケア　など

※嚥下造影検査（videofluoroscopic examination of swallowing；VF）
　嚥下内視鏡検査（videoendoscopic evaluation of swallowing；VE）

た際に誤嚥性肺炎を合併したり、誤嚥性肺炎を二度、三度と繰り返していたり、骨折や外科手術などで入院後に嚥下障害が目立ってきたりというように、脳卒中急性期以外の高齢患者さんが非常に多くなってきているのが現状です。そこには加齢などによる嚥下機能低下や低栄養といった予備能力の低下が見え隠れしています。

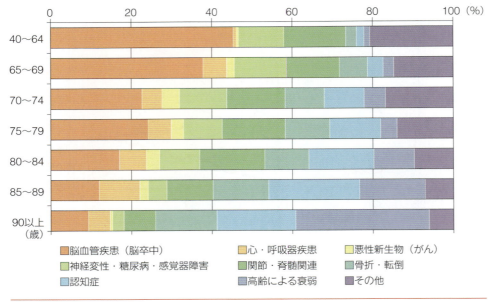

図3　要介護にいたる年齢階級別要因

厚生労働省「平成25年国民生活基礎調査の概況」より

　要介護にいたった年齢階級別要因（図3）を見ても、前期高齢者では脳血管障害が多くを占めていますが、その割合は高齢になるほど低下していきます。そして、後期高齢者では高齢による衰弱、いわゆるフレイルが多く、高齢になるほど増加が顕著です。骨折・転倒などもフレイル・サルコペニアと密接に関連していることを考えると、加齢による予備能力の低下がかなりの割合で要介護の原因になっていることがわかります。この図と加齢に伴う誤嚥性肺炎の割合を照らし合わせると、嚥下リハビリのパラダイムシフトの必要性が見えてくるのではないでしょうか。

フレイル・サルコペニアと摂食嚥下障害

　ここで、加齢による予備能力低下に大きくかかわるフレイル・サルコペニアの概念を確認しておきましょう。

1 フレイルとは

　フレイルとは、加齢とともに心身の活力（運動機能や認知機能など）が低下し、複数の慢性疾患の併存などの影響もあり、生活機能が障害され、心身の脆弱性が出現した状態のことですが、一方で適切な介入・支援によって、生活機能の維持向上が可能

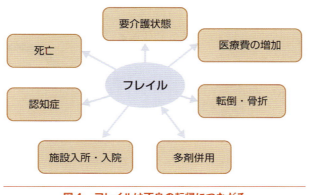

図4　フレイルは不良の転帰につながる

荒井秀典."フレイル".老化と摂食嚥下障害:「口から食べる」を多職種で支えるための視点.藤本篤士ほか編.東京,医歯薬出版,2017,37.より引用

な状態像でもあります。要するに、加齢に伴うさまざまな臓器機能変化や予備能力低下によって外的なストレスに対する脆弱性が亢進した状態で、可逆性のある状態のことです。外的ストレスとは、軽度の感染症や事故、手術などによる侵襲であり、これらの外的ストレスにさらされた場合、フレイル高齢者はせん妄、褥瘡、感染症などの合併症のリスクが高くなります(図4)[2]。

❷ サルコペニアとは[3]

一方、**サルコペニア**とは、ギリシャ語のsarx（筋肉）とpenia（減少）を組み合わせてつくられた概念で、「筋量と筋力の進行性かつ全身性の減少に特徴づけられる症候群で、身体機能障害、QOL低下、死のリスクを伴うもの」と定義されています。サルコペニアは、身体的フレイルの重要な要因で、原因が加齢のみの場合を**原発性サルコペニア**、加齢以外（活動、栄養、疾患）の場合を**二次性サルコペニア**と分類されます。また、入院時の安易な「とりあえず絶食」「とりあえずベッド上安静」といった指示などによってもたらされるサルコペニアは**医原性サルコペニア**とよばれます。

＊　＊　＊

嚥下にはさまざまな筋肉が関連しており、フレイル・サルコペニアによる筋肉の衰えは、当然、嚥下関連筋にも影響します。そのため、「老嚥」「オーラルフレイル」といった加齢による嚥下機能低下を表す概念も登場してきています。また、第19回日本摂食嚥下リハビリテーション学会（2013年）では、「加齢以外の原因も含めた全身及び嚥下関連筋群の筋肉量減少、筋力減少による摂食嚥下障害」を「サルコペニアの摂食嚥下障害」と定義しています[4](図5)[5]。

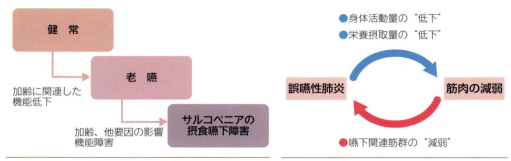

図5　サルコペニアの摂食嚥下障害のイメージ

図6　誤嚥性肺炎のサルコペニア視点での悪循環

前田圭介."サルコペニアの摂食嚥下障害".高齢者の摂食嚥下サポート：老嚥・オーラルフレイル・サルコペニア・認知症：医原性サルコペニアの嚥下障害を防ぐ高齢者モデルを完全マスター！．若林秀隆編．東京，新興医学出版社，2017．44．より引用

　このように、フレイル・サルコペニアには、身体機能の低下だけでなく、低栄養や口腔・嚥下機能の低下も関連しており、当然、誤嚥性肺炎のリスクとしても重要です[6]（図6）。

　一方で、以前は「年のせい」と考えられていたこのような機能の衰えは、実は運動や栄養の介入によって可逆性を示すことが明らかになってきています。

高齢者の誤嚥性肺炎に対応できる"根拠と効果のある"嚥下リハビリを！

　ご存じのように、誤嚥が必ずしも誤嚥性肺炎を発症させるわけではありません。誤嚥性肺炎の発症には、誤嚥物の量や質、喀出能力、体力、免疫力などが複雑に関与しています（表2）[7]。実際、VE検査時の誤嚥の有無と、検査後の実生活における発熱およびCRP判定（C反応性蛋白／炎症の有無の判定に使われる）は乖離していたという報告もあります（図7）[8]。また、誤嚥には、食事場面や水飲みテスト、VFといった嚥下評価で確認できる**明らかなむせ（顕性誤嚥）**だけでなく、睡眠時や臥床時などの**明らかなむせのない誤嚥（不顕性誤嚥）**がありますが、高齢者では夜間の唾液誤嚥などの不顕性誤嚥が少なくないといわれています。

　これらは、食事時の誤嚥の有無だけで経口摂取の可否を判断すると、過度の経口摂取の禁止を招く可能性があることや、嚥下機能を診るだけでなく、全身状態を評価しなければ方針を決定できないことを示唆しています。

　高齢者の誤嚥性肺炎は、顕性誤嚥、不顕性誤嚥のいずれにせよ"誤嚥が増えること"に加え、低栄養やフレイル・サルコペニアといった全身状態の破綻によって"肺炎を

表2　誤嚥性肺炎のリスク因子と基礎疾患（病態）

リスク因子	基礎疾患（病態）
●加齢（高齢）　●嚥下障害　●咳反射の低下 ●喀痰の喀出困難（吸引の必要性） ●寝たきり状態、長期臥床 ●意識障害　●筋力低下 ●鎮静薬、睡眠薬内服　●口腔乾燥、歯牙異常 ●低栄養（経口摂取困難） ●免疫不全（免疫抑制薬使用、ステロイド薬使用患者） ●腹部手術後、股関節手術後　●胃瘻留置 ●誤嚥性肺炎の既往	●脳梗塞（急性、陳旧性） ●神経疾患（パーキンソン病、ALSなど） ●認知症 ●筋疾患（筋無力症、多発性筋炎など） ●胃食道逆流症（胃全摘術後） ●糖尿病　●慢性閉塞性肺疾患（COPD） ●インフルエンザ感染（風邪症候群） ●咽頭・喉頭手術後 ●反回神経麻痺 ●気管切開後（気管カニューレ留置）

ALS：筋萎縮性側索硬化症

寺本信嗣．高齢者の嚥下障害と誤嚥性肺炎．Journal of Clinical Rehabilitation. 25（8），2016．755．より引用

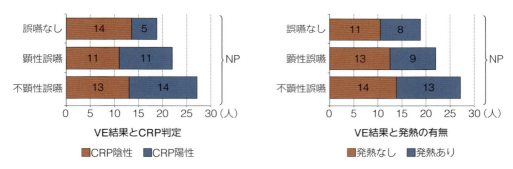

VEで認める摂取物の誤嚥とCRP判定の間に一定の傾向はみられず、また経過時の発熱の間にも一定の傾向は認めなかった。

図7　VE結果とCRP、発熱判定の関係

若杉葉子ほか．嚥下内視鏡検査における誤嚥の有無と体内の炎症反応についての検討．日本摂食嚥下リハビリテーション学会雑誌．19（1），2015．11-6．より引用

発症しやすくなっていること"によって起こってきます[9]。そのため、高齢者の誤嚥性肺炎に対するリハビリでは、誤嚥のリスクを軽減するための、いわゆる脳卒中モデルの嚥下リハビリに加え、廃用症候群、フレイル、サルコペニア、低栄養といった全身の予備能力低下に対するリハビリを行う意識が重要です。つまり、従来の間接訓練よりもっと視野を広げ、全身の筋力・姿勢・呼吸といった"嚥下の土台"の部分にアプローチする機能訓練が必要なのです。

　まずは、次ページからの5つの体験実習を通して、嚥下運動を機能解剖から理解する必要性や嚥下の土台の部分に目を向ける必要性を実感してみてください。

①"舌の筋力低下があるから舌の筋力訓練"ではうまくいかない！

　私たちは嚥下の際、自然と舌を口蓋にグッと押し付けて嚥下動作を行っています。わざと舌を口蓋に接触させないように唾液嚥下を行うと、非常に嚥下しづらく嚥下が弱くなるのがわかります。この、舌を口蓋に押しつける力を舌圧といいます。舌筋や舌骨筋群によって形成される舌圧は、嚥下運動にとても大事な働きをしています。
　嚥下障害患者さんに、舌圧を向上させるための間接訓練を行うことがありますが、単純に舌の訓練をしてもうまくいかなかったことはありませんか？　そのとき、頭頸部の姿勢への評価やアプローチはできていたでしょうか？　舌圧が姿勢によってどのような影響を受けるかを体験すると、必要なアプローチに気付けるはずです。

体験実習①　不良姿勢による舌圧の変化

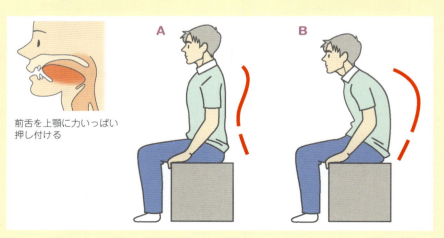

A：普通の座位姿勢のときに、前舌を上顎に力いっぱい押し付ける
B：円背で顎を前に突き出した座位姿勢（頭部前方位）のときに、同じように前舌を上顎に力いっぱい押し付ける

前舌を上顎に力いっぱい押し付ける

　Aでは結構強く押し付けられたと思いますが、Bの姿勢では舌圧が何割か弱くなったように感じられたことでしょう。普通の姿勢と頭部前方位で舌を突き出す力や挙上させる力を計測したところ、普通の座位のほうが有意に数値が大きかったという報告があります[10]。舌の筋力が同じでも姿勢によって変化するということであり、"舌の筋力が弱い→舌の運動で改善"と単純ではないことがわかりますね。頭頸部・体幹のアライメントを整える意識も重要なのです。

②嚥下関連筋の起始・停止を理解していないと訓練が逆効果に!?

　咽頭残留しやすい患者さんに対して、喉頭挙上の改善を狙ってシャキア訓練や嚥下おでこ体操がよく行われています。これらの頸部屈筋の筋力トレーニングは、舌骨筋群の筋力改善に有効とされています。ただし、メインで働くのは胸鎖乳突筋や椎前筋であり、舌骨筋群はあくまで補助筋です。

　頸部の筋力トレーニングを行う際、これらの筋肉の起始・停止やその作用を理解して行えているでしょうか？　もちろん頸部の筋力トレーニングは舌骨筋群を強化する有効な訓練ですが、胸鎖乳突筋の作用をしっかり理解できていないと、その訓練が逆効果になることがあるのをご存じでしょうか。

体験実習②　姿勢による胸鎖乳突筋の作用の違い

A：両側の胸鎖乳突筋に触りながら、普通の座位姿勢での片側収縮・両側収縮それぞれの頸部の動きを感じる

B：頸部伸展位で両側収縮したときの頭頸部の動きを感じる

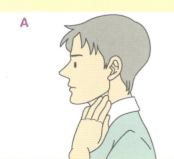
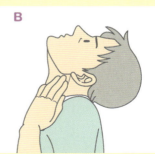

　Aでは、片側収縮で反対方向への回旋動作、両側収縮で頸部屈曲動作が起こったと思います。一方、Bのときには頭部が後屈してしまう感じがあったと思います。胸鎖乳突筋はその起始・停止の位置関係から、姿勢によって作用が変わる特徴があるためです。

　通常の頸部のアライメントであれば胸鎖乳突筋の両側収縮で頸部前屈に働きますが、頸部伸展位では胸鎖乳突筋は頭部後屈に働いてしまいます。これを理解せずに頸部伸展位のままシャキア訓練などを行った場合、頸部伸展位を助長する可能性があります。頸部前面の筋肉をトレーニングする前に、後頸部の筋緊張をゆるめることや、頸部のアライメントを整えるアプローチを行うことが重要なのです。

③顎関節の動きで舌の可動域が変わる!?

　舌の可動域をチェックして、前方への突出の可動域が悪い場合にガーゼで舌を引き出す訓練を行うことがあります。そのときに痛がられたり、舌を後方に引っ込められたりしてうまくできなかった経験はないでしょうか。

　そのようなとき、下顎の動きや顎関節の動きを評価できていたでしょうか？　寝たきりで、いつも開口していて下顎が小さくなったような状態の人をよく見かけます。下顎骨の下制・後退とともに顎関節の拘縮を生じていることが多いのですが、実は、それらの変化が舌の可動域にも大きく影響しています。

体験実習③　顎関節拘縮の舌運動への影響

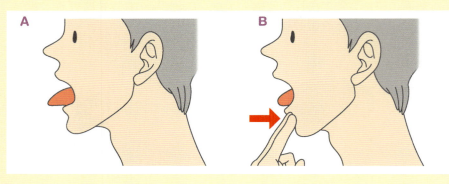

A：普通の姿勢で、舌をできるだけ前方まで突出させる
B：顎先を指で後方へ押さえた状態で舌の突出動作をしてみる

　Aでは口唇の外に大きく舌を突出できたのに対し、Bではかなり舌が突出しにくくなる（可動域が狭くなる）のがわかると思います。実は舌運動と下顎の動きは連動しています。そのため、舌の可動域や訓練を考える際、舌だけではなく、もう少し広い視点で運動をみる必要があることがわかります。

　寝たきりになると、重力の影響などで顎関節が拘縮しやすくなるので、離床時間を確保することや顎関節の可動域訓練を行うなど、舌だけでなく顎関節へのアプローチも行っていくことが大切です。

④肩甲骨の位置で喉頭挙上がこんなに変わる!?

　体幹の背面にある肩甲骨は、頸部前面にある喉頭とは位置的に離れており、嚥下動作への影響はあまりなさそうに感じるかもしれません。しかし、舌骨下筋群には肩甲骨と舌骨をつなぐ肩甲舌骨筋という筋肉があり、肩甲骨の位置は、実は嚥下に大きな影響を与える場合があるのです。

　片麻痺の人で麻痺側の肩が後方へ引かれたり、寝たきりの人で両側の肩が後方に引かれているのをみかけることがあります。筋緊張の亢進によって、肩甲骨が内転方向へ引かれている（内側へ寄せられている）状態になっています。一見、嚥下には関係のなさそうな姿勢ですが、実際のところはどうでしょうか？

体験実習④　肩甲骨の位置による舌骨下筋群への影響

A：頸部伸展位で唾液を嚥下する。そのときの喉頭の挙がり具合を感じてみる

B：頸部伸展位に加え、両肘を後ろに大きく引いた状態（両方の肩甲骨を内転）で唾液嚥下を行うと喉頭の挙がり具合はどうか

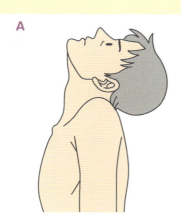
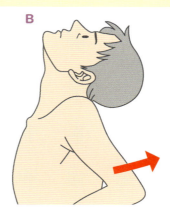

　健常者であれば、Aの頸部伸展位でもそれほど喉頭の挙がりづらさはなかったと思います。一方、Bでは喉頭が下に引っ張られるテンション（引っ張り力）が強く、非常に挙がりにくい状態だったと思います。詳しくは後述しますが（6章→p.105、8章→p.138）、肩甲舌骨筋が肩甲骨の内転・下方回旋によって下に引っぱられていることがおもな原因になっています。肩甲骨の位置なんて嚥下に関係なさそうと思うかもしれませんが、この実習を行うと、その影響の大きさからアプローチの視点を変える必要性が感じられると思います。

⑤嚥下後の呼気再開は思っている以上に大事!

　最後に、呼吸と嚥下の関連性を体験してみましょう。基本的に嚥下後はほとんどが呼気で呼吸再開しています。嚥下性無呼吸といい、嚥下反射時には声門閉鎖が行われ、声門下圧（声門より下の気道の圧）が上昇します。そして、嚥下反射後に呼気から呼吸を再開することで、嚥下後の咽頭残留物などを気管内に引き込まないようにするメカニズムが働いているのです。しかし、加齢や疾患などの影響で呼吸数が多くなったり、換気量が減少したりしていると嚥下後に吸気から呼吸を再開することが多くなる傾向があります。

　呼気再開か吸気再開か、呼吸パターンが誤嚥リスクにどのように影響するのかイメージしづらいかもしれません。次の実習で体験してみてください。

体験実習⑤　呼吸パターンの嚥下への影響

A：お茶3～5mLを取り込み、口腔内保持しながら頸部伸展位をとる。その状態で普通に嚥下したときの咽喉頭の感覚を感じる

B：Aと同じように頸部伸展位で口腔内に保持し、鼻から呼気を全部吐き切った後に嚥下した際の咽喉頭の違和感はどうか

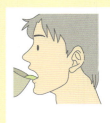
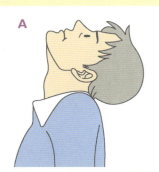
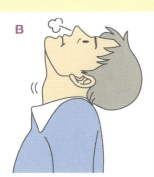

　本来、嚥下しづらいはずのAの姿勢でも、健常者であればほとんど違和感なく嚥下でき、嚥下後に呼気から再開していたことも感じられたと思います。一方、Bでは、咽喉頭に違和感があったのではないでしょうか。少しむせた人もいるかもしれません。普段は呼気再開によって、少量の咽頭付着物・残留物などを誤嚥しないように無意識に防御できているのですが、Bでは必然的に吸気再開となるため、防御機能が働きにくいのです。嚥下機能に問題がなくても、発熱や咳嗽などで頻呼吸や呼吸パターンの異常などがあると、嚥下機能が影響を受けることがわかります。全身状態や呼吸状態の悪化で誤嚥リスクがある場合には、一時的にでも液体のトロミ対応などを考える必要があります。

これら5つの体験実習を行ってもらうと、嚥下機能が、口腔の運動だけでなく、頸部・肩甲帯の動きや座位姿勢などさまざまな身体機能に支えられて行われていることが実感できると思います。私たちのように十分な舌筋や舌骨筋の筋力があったとしても、不良姿勢や拘縮など、嚥下の土台となる部分に問題があると、嚥下機能を大きく低下させてしまうのです。舌の筋力が弱いから舌の訓練をするといった1対1のアプローチでは不十分だということもスッと理解できたのではないでしょうか。

それでは、高齢者の誤嚥性肺炎を治療・予防していくためのカギとなる、嚥下の土台からアプローチをする嚥下リハビリの学習を順番に進めていきましょう。

引用・参考文献

1) Teramoto,S. et al. High incidence of aspiration pneumonia in community-and hospital-acquired pneumonia in hospitalized patients：a multicenter, prospective study in Japan. Jam Geriatr Soc. 56, 2008, 577-9.

2) 荒井秀典. "フレイル". 老化と摂食嚥下障害：「口から食べる」を多職種で支えるための視点. 藤本篤士ほか編. 東京, 医歯薬出版, 2017, 37.

3) 藤原大. "医原性サルコペニア". 高齢者の摂食嚥下サポート：老嚥・オーラルフレイル・サルコペニア・認知症：医原性サルコペニアの嚥下障害を防ぐ高齢者モデルを完全マスター！. 若林秀隆編著. 東京, 新興医学出版社, 2017, 25-9.

4) Wakabayasi,H. Presbyphagia and sarcopenic dysphagia：Association between aging,sarcopenia,and deglutition disorders. J Frailty Aging. 3, 2014, 97-103.

5) 前田圭介. "サルコペニアの摂食嚥下障害". 高齢者の摂食嚥下サポート：老嚥・オーラルフレイル・サルコペニア・認知症：医原性サルコペニアの嚥下障害を防ぐ高齢者モデルを完全マスター！. 若林秀隆編. 東京, 新興医学出版社, 2017, 44.

6) 百崎良." 誤嚥性肺炎だからベッド上安静で仕方ない……ではない！安静を避けるためのリハビリテーション. エキスパートナース. 33（12）, 2017, 42-5.

7) 寺本信嗣，高齢者の嚥下障害と誤嚥性肺炎. Journal of Clinical Rehabilitation. 25（8）, 2016, 755.

8) 若杉葉子ほか. 嚥下内視鏡検査における誤嚥の有無と体内の炎症反応についての検討. 日本摂食嚥下リハビリテーション学会雑誌. 19（1）, 2015, 11-6.

9) 寺本信嗣. 高齢者の嚥下障害と誤嚥性肺炎. Journal of Clinical Rehabiritation. 25（8）, 2016, 753-7.

10) 小串直也ほか. 頭部前方突出姿勢が舌筋力に与える影響. 第50回日本理学療法学術大会. 2015, P1-B-0133.

11) 葛谷雅文. "フレイル，サルコペニア，ロコモティブシンドロームの概念と日本におけるその重要性". 老化と摂食嚥下障害：「口から食べる」を多職種で支えるための視点. 藤本篤士ほか編著. 東京, 医歯薬出版, 2017, 26-31.

B

イラストでわかる
解剖と機能の基礎知識！

2 摂食嚥下機能の基礎知識

　高齢者では"誤嚥が増えること"と"肺炎を発症しやすくなっていること"の両方が問題となってきます。まずは、"誤嚥が増えること"への対応を検討できるように、摂食嚥下機能の基礎知識を確認しましょう。嚥下の土台からアプローチするためにも、嚥下評価をしっかり行い、嚥下機能のどこに問題が生じているのかを把握することが大切です。

　摂食嚥下機能の評価は、職種や経験によって得意・不得意が大きく分かれるところかもしれません。言語聴覚士（ST）や看護師は日常的に食事場面にかかわっているため、評価に関する知識やスキルを持っている人が多いと思います。一方、理学療法士（PT）・作業療法士（OT）は身体機能のリハビリは専門ですが、嚥下機能の評価となると自信がない人も多いでしょう。

　この章では、摂食嚥下機能の解剖・メカニズムや評価のコツを、触診や体験実習などを通してわかりやすく伝えていきます。評価には自信がある人は、次の3章に飛んでも構いません。評価に自信がない人や再確認したい人は、この章で視診・触診・聴診を用いた嚥下評価のポイントをしっかり押さえてから先に進みましょう。

摂食嚥下器官の解剖

　直接目で見ることのできない口腔や咽頭で行われる嚥下運動を評価するのは、むずかしいものです。そのため、VFやVEによる客観的な評価がとても有効なのですが、設備・人・時間などの環境が整っていないと行うことができないため、いつでもどこでもできる検査ではありません。

　そのため、ベッドサイドや食事場面でいかにしっかり嚥下評価を行えるかが重要です。VF・VEの画像で嚥下器官の解剖（図1）[1]を頭に入れつつ、視診・触診・聴診で嚥下運動を捉えるコツを押さえていきましょう。

イラストでわかる
解剖と機能の基礎知識！

B

2 摂食嚥下機能の基礎知識

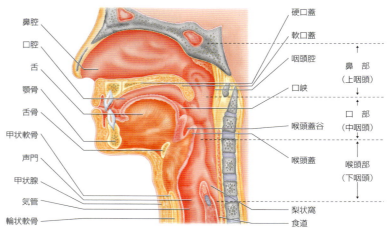

a：摂食嚥下器官の解剖

明石惠子．"消化器系"．解剖生理学：人体の構造と機能．林正健二編．大阪，メディカ出版，2010，150-62．（ナーシング・グラフィカ，1）．より改変

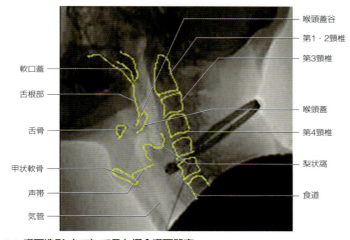

b：嚥下造影（VF）で見た摂食嚥下器官

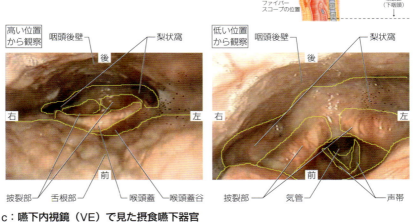

c：嚥下内視鏡（VE）で見た摂食嚥下器官

図1　摂食嚥下器官の解剖

21

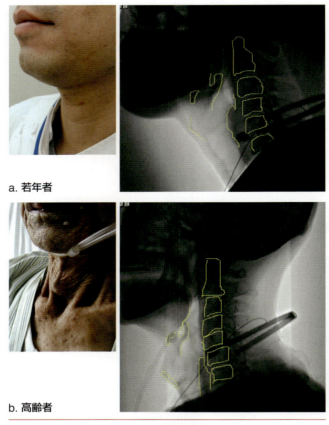

a. 若年者

b. 高齢者

図2　喉頭の位置

❶ 加齢などによる舌骨・喉頭の位置や咽頭腔の変化

　高齢者の喉頭位置は70歳ごろから下垂しはじめて、成人期に比べ1椎体分くらい下降するといわれています[2]。この喉頭下垂は、加齢や筋力低下などによって生じてくると考えられていますが、男女差がとても大きく、ほとんどが男性でみられるという特徴があります。ただし、ADLの低い90代男性でも喉頭下垂がみられない場合もあり、生理的な個人差も大きいともいえます。

　30代と90代の写真を比べると、90代男性のほうは咽頭の空間が広く、食道入口部の位置も30代と比べて1.5椎体くらい低くなっています。喉頭下垂や咽頭腔拡大は咽頭クリアランスを予測する重要なポイントとなります（図2）。

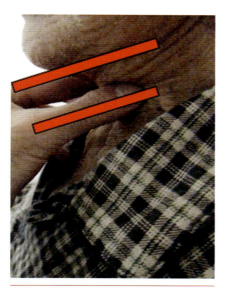

図3　下顎骨と舌骨の距離の測り方
頸部前屈位の状態で、下顎骨のラインと平行になるイメージで舌骨を把持し、下顎骨と指の距離を確認しましょう。

表1　喉頭下垂の目安

舌骨の位置	○	U字型の舌骨を親指と人差し指ではさんだとき、下顎骨に触れる
	△	○、×以外
	×	1横指以上の間がある
舌骨・甲状軟骨間	○	甲状軟骨の切痕部に人差し指で触れたとき、舌骨にも触れる
	△	○、×以外
	×	1横指以上の間がある

2　喉頭下垂の評価方法

　舌骨・喉頭は、抗重力筋である舌骨筋群によって下顎から吊られたような構造をしていることから、喉頭位置は抗重力位である座位で評価します。臥位で触診すると、本当は喉頭下垂があるのに、見かけ上、保たれているように見誤る可能性があります。もし、座位が取れない場合はギャッチアップ30°でも45°でもよいので、できるだけ起きた姿勢で評価を行ってください。また、下顎骨と舌骨の距離を判断しやすくするために、頸部前屈位で評価を行います。下顎骨と舌骨をはさむ指が平行になるイメージで距離を確認しましょう（図3）。

　喉頭下垂があるからといって摂食嚥下障害が顕在化しているとは限りませんが、構造上、喉頭挙上や喉頭蓋反転に不利になり、咽頭クリアランスに影響を及ぼす可能性があります。高齢者の喉頭位置は男女差・個人差が大きいため、若年者の触診をしっかり行って、喉頭の正常位置の感覚を覚えておきましょう。表1に著者の評価基準を紹介します。

舌骨・喉頭を触診してみよう！

　嚥下時のゴクンという喉頭挙上は嚥下運動の要となるものです。舌骨・喉頭の位置や可動性は咽頭期に大きな影響を与えるので、舌骨・甲状軟骨は確実に触診できるようになりましょう。

甲状軟骨

　甲状軟骨、いわゆる"のどぼとけ"は、左右の軟骨板が正中で接合した盾のような形をしています。この接合部が突出して喉頭隆起を形成しています。喉頭隆起が女性と比べて男性のほうが大きくわかりやすいのは、接合部の角度が女性は120°、男性は90°と男性のほうが鋭角になっているのも要因です。接合部上端にはU字型のポコッとした小さな切れ込みがあり、これを上甲状切痕（切痕部）とよびます。

　この切痕部を人差し指の先で見つけましょう。切痕部の大きさは多少個人差があり、くぼみがはっきりわかる場合とわかりにくい場合があります。この触診で大事なのは、舌骨と甲状軟骨間の距離の判断なので、切痕部がわかりにくい形状の人でも、舌骨と甲状軟骨上端の正中部分での距離を確認できれば大丈夫です。

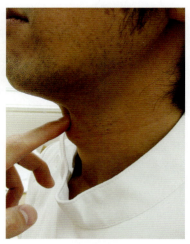

まず甲状軟骨の切痕部を確認

舌骨

　舌骨は馬蹄形、U字型をした骨です。甲状軟骨のすぐ上に位置するので、甲状軟骨の切痕部を触診したら、その指を斜め上に少し動かしてもらうと爪あたりに固いものが当たるはずです。それが舌骨です。U字型をしているので、親指と人差し指で挟んでみましょう。舌骨は関節で固定されていない骨なので、指で挟んだまま左右に動かすと、通常少し可動性があります。

　もしわかりにくい場合は、下顎下面の正中を人

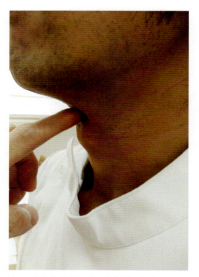

次にその上の硬い骨（舌骨）を確認

差し指で下にたどって最初にあたる固い部分をみつけてください。頸部の前面において下顎骨と甲状軟骨の間に固いものは舌骨しかありませんので、それが舌骨です。指で挟んで動かしてみましょう。舌骨の正中の下には甲状軟骨の切痕部があるはずなので、それも確認してみましょう。

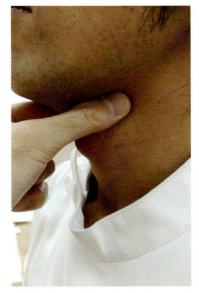

U字型の舌骨を親指と人差し指でつまんで確認。下顎－舌骨間の距離も確認

輪状軟骨

　嚥下評価のときに、輪状軟骨の触診は特に必要ありませんが、解剖や触診に自信をつけるためにも確認してみましょう。甲状軟骨の切痕部を見つけた後に、指を下方に少し動かすと、小さなくぼみが現れます。甲状軟骨の切痕部と異なり、やや横に広い（1〜2cm程度）くぼみになっているはずです。これが甲状軟骨と輪状軟骨の境目であり、輪状軟骨前部の上端を触っていることになります。

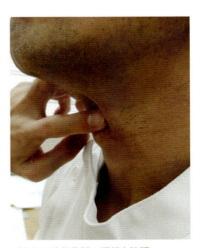

舌骨と甲状軟骨間の距離を確認

> **豆知識** 女性の喉頭位置を間違えないように注意!!
>
> 　喉頭触診の実習を行っていると、女性の場合、男性のように喉頭隆起が目立たないため、輪状軟骨を甲状軟骨と勘違いして触診している人が少なくありません。とくに頭部前方位で頸部伸展傾向のある高齢女性の場合は、いちばん出っ張って見えるのが輪状軟骨付近になっていたりするので注意が必要です。24、25ページの特徴や順番をしっかり押さえて確認しましょう。

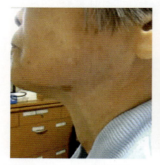

頭部前方位による頸部伸展

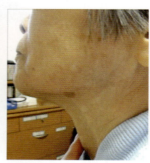

頸部伸展位だと、いちばん出っぱっているのは輪状軟骨付近

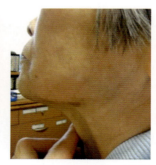

ここが正しい甲状軟骨の上甲状切痕

❸ 口腔内の解剖を確認しよう！（図4）

A 口蓋

　口蓋は、前方2／3の硬口蓋、後方1／3の軟口蓋に分けられます。硬口蓋は骨に裏打ちされているので骨口蓋ともいわれます。口蓋を手前から奥のほうに触診していくと、固い部分と軟らかい部分の境目がわかります。鏡で口腔内を覗きながら発声すると、その境目付近でくぼみができるのが見えると思います。軟口蓋がしっかり挙上しているかどうかは、そのくぼみがしっかり現れるかどうかで判断できます。

B 口峡

　口腔と咽頭の境目を口峡とよびます。口腔内の奥をのぞくと、正中に口蓋垂があり、その左右に2つのアーチが確認できます。手前が前口蓋弓（口蓋舌弓）、後方が後口蓋弓（口蓋咽頭弓）です。2つのアーチ間の下部には口蓋扁桃があります。

C 咽頭後壁

　口峡の奥に見えるのが咽頭後壁です。左右の咽頭収縮筋は咽頭後壁の正中にある咽頭縫線という紐のような靱帯につながるように走行しています。嚥下時には咽頭収縮

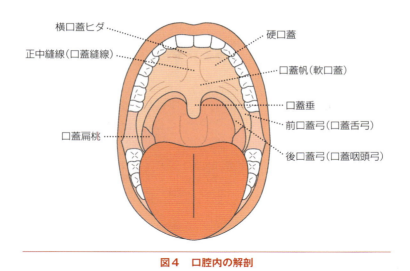

図4　口腔内の解剖

筋によって咽頭壁が前方・内方に動き、舌根部とともに食塊を下方へ絞り込む働きをしています。この動きは、当然、外からは観察できません。

しかし、咽頭の麻痺があるかどうかは、発声時の咽頭後壁の動きで確認することができます。鏡で咽頭後壁をみながら発声したとき、咽頭弓は内上方に動きますが、咽頭後壁はほとんど動いていないと思います。もし、脳幹梗塞などで片側の咽頭の麻痺が現れた場合、発声すると健側に咽頭後壁が引っ張られるように動きます。これをカーテン徴候（図5）[3]といい、咽頭の麻痺の所見となります。唾液が飲み込めない、食べ物がまったく飲み込めないといった重度摂食嚥下障害の人には、まずはこの所見の有無を確認しましょう。発声時に口蓋垂が傾くことがありますが、これだけでは咽頭の麻痺の所見にはならないので注意してください。軟口蓋の動きに関しては健常者でも少し左右差があり、小さく偏位することもあるからです。

D 口腔前庭

歯列の外側と口唇・頬の隙間を口腔前庭といいます。顔面神経麻痺が生じると麻痺側の口腔前庭に食物残渣が貯留する所見がよくみられます。

E 口腔底（舌下部）

いわゆる舌の下の部分で、下顎の歯列と舌の間の狭い部分です。口腔内貯留や残留を評価する際の観察ポイントの一つになります。

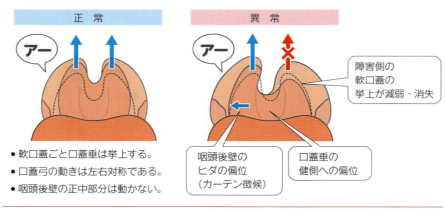

図5　カーテン徴候

古谷伸之．診察と手技がみえる vol.1．東京，メディックメディア，2007，172．より引用

| F | 切歯乳頭

　上顎前歯のすぐ裏にある小さな隆起を切歯乳頭といいます。安静時や嚥下時には舌尖が切歯乳頭の後方付近に触れているのがよい位置とされ、この部位を「スポット」とよんでいます。歯から5mm程度なのでほぼ前歯の裏、歯茎の付近となります。

摂食嚥下のメカニズム

　普段なにげなく行っている「口から食べる」という行為は、①食べ物の認知（先行期）、②食べ物の取り込み・咀嚼・食塊形成（準備期）、③咽頭への送り込み（口腔期）、④嚥下反射（咽頭期）、⑤食道から胃への移送（食道期）の5期に分けることができます（図6）[4]。これらのどこかに問題が生じたときに起こるのが、摂食嚥下障害です。

　それでは、それぞれの段階がどのように行われているのか、また、障害が起こった場合にどのような状態になるのかを、体験実習や評価ポイントをまじえながら確認していきましょう。

❶ 先行期

　食べ物を口に入れる前に、なにをどのくらい、どのように食べるかを認識する段階です。

| A | 評価のコツ：覚醒不十分なほど感覚刺激を大切に！！

　覚醒が不十分なら、いくら嚥下機能が保たれていても嚥下状態は悪くなります。そ

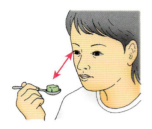
1. 先行期
食物を認識し口まで運ぶ。

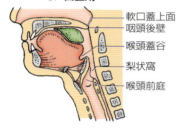
2. 準備期
口腔内に取り込まれた食物は、唾液と混ざりながら食塊を形成し、臼歯で粉砕される。

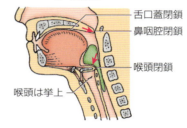

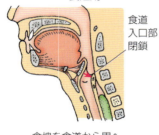
3. 口腔期
食塊を舌と口蓋で挟んで押しつぶしながら咽頭に送り込む。

4. 咽頭期
食塊を咽頭から食道へ送り込む。

5. 食道期
食塊を食道から胃へ送り込む。

大釜徳政. "摂食・嚥下". リハビリテーション看護. 大阪, メディカ出版, 2010, 105. (ナーシンググラフィカEX, 4). より引用

図6　嚥下メカニズム（5期）

れを嚥下機能自体が悪いことと混同して、嚥下リハビリを何もしない、食べること・飲むことをずっと禁止するといった対応はいけません。覚醒を促すために離床を進めることは摂食嚥下にとっても大事なアプローチだといえます。

　評価の際には、おしぼりで顔を拭く、口腔ケアを行う、冷たい飲み物や好きな飲み物を用いる、本人の手にコップやスプーンを持たせるなど、感覚入力を多くする工夫

をしていくことも大切です。

B │ 評価のコツ：覚醒不良による見かけ上の喉頭下垂に注意!!

　覚醒不良の場合には、感覚が鈍くなるだけでなく、舌や舌骨・喉頭の位置も変化します。座ったままでよいので、ポカンと口を開けてぼんやりした状態を再現してもらうと、舌の位置が後方・下方に変化し、舌骨・喉頭の位置も下方に下がっているのがわかると思います。臥床しているならなおさら舌は後方に引かれてしまいます。嚥下時の喉頭挙上時のスタート位置が下がるわけなので、構造上も嚥下に不利になるのがわかると思います。

❷ 準備期

　食物を口に取り込み、咀嚼し、唾液と混ぜ合わせることで食塊形成を行う段階です。ここでは、経験や感覚から食物の種類に応じて、付着性・凝集性・硬さを嚥下に適した状態になるように変化させています。

A │ 評価のコツ：咀嚼（押しつぶし）～食塊形成の評価にはえびせんが便利

　この咀嚼～食塊形成機能を評価するのに便利なのがかっぱえびせん®です。乾燥した菓子なので咀嚼の音で力強さやリズムが外からでもよくわかりますし、咀嚼途中で口腔内を観察することで食塊形成がうまくできているかが評価できます。指でつまんで食べてもらうことで上肢の動きや口唇の動きも見ることができます。

1）体験してみよう！

　それでは、かっぱえびせん®をまずは普通に1本食べ、その際に何回咀嚼してから飲み込んでいるか数えてみてください。だいたい10回程度咀嚼してから嚥下をしていたと思います。乾燥しているので唾液と混ぜ合わせるのに咀嚼回数を要するわけです。次に3回だけしっかり咀嚼をして、すぐに飲み込もうとしてみてください。すぐには飲み込めなかったと思います。3回咀嚼すれば大きさ的には小さくなっていますが、パサパサしているので飲み込めないのです。そのうちに唾液が混じってきて嚥下できたというわけです。

2）実際の評価での目安

　5～6回咀嚼した時点で口腔内を観察したときに、まだパサパサしていて舌背に広がったりしているようであれば食塊形成不良があり、パサつく刻み食などは食べにくいだろうなどと予測できます（図7a）。

　残存歯が少なく咀嚼がむずかしい人の場合は、小さく刻んだかっぱえびせん®を舌

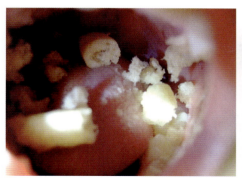
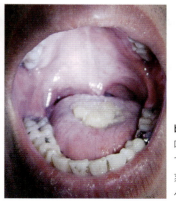

a. 不良例
咀嚼はできても、唾液と混ぜ合わせることができない。

b. 良好例
咀嚼せずに舌と上顎での押しつぶしで、刻んだえびせんをペースト状にできる。

図7　かっぱえびせん®を使った咀嚼（押しつぶし）〜食塊形成の評価

と上顎でペースト状に押しつぶせるかどうかを評価します。舌圧があり、食塊形成機能があれば上手にペースト状に変化させることができるはずです（図7b）。これができれば、煮物や果物など軟らかい一口大のおかずなら押しつぶしができるだろうと予測できます。

　このような菓子は安価で日持ちしますので評価グッズとしてとても便利でお勧めです。そして、あとで紹介するヨーグルトもそうですが、評価のときに同じ食材を用いるのは、評価をスピーディかつ正確に行うポイントです。同じ食材でのさまざまな反応を見慣れることで、評価時の反応が正常の範疇なのか、異常ととらえるべきなのかが判断しやすくなります。

B｜評価のコツ：ゼリーを使って表情筋の筋力低下の程度や対応法を考えよう！

　咀嚼・食塊形成には、歯による咀嚼や舌の運動も大事ですが、頬の動きも重要です。顔面神経麻痺の人が口腔前庭に食物残渣を溜めてしまうのをよく経験すると思います。これは麻痺による頬筋の緊張低下のために、頬を歯列側に押し付けて食塊を臼歯上に乗せる働きが障害されたことによります。

　これを、観察しやすいように色のはっきりしたゼリーを使って体験してみましょう。片側（麻痺側を想定）の頬を外に向かって引っ張った状態でゼリーを咀嚼嚥下してみてください。意識的に健側だけを使おうとしなければ、おそらく麻痺側の口腔前庭にゼリー片が落ち込んでしまったと思います。頬筋の緊張が低下すると、このような状

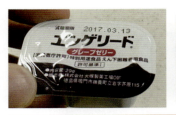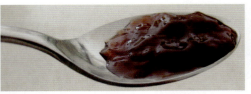

図8　色のはっきりしたゼリーを使う

態になってしまうわけです。

　では今度は、同じように片側（麻痺側）の頬を引っ張ったまま、頸部を健側に少し側屈して食べてみてください。今度は口腔前庭に落ち込みにくかったと思います。重力の作用で健側をうまく使うようにした結果です。準備期の障害に、姿勢による代償が有効な場合があることがわかると思います。

　色のはっきりしたゼリーを使うことで、口腔前庭への残留が確認しやすく、表情筋の筋力低下の程度や食形態・姿勢の調整をどうするかを評価しやすくなります（図8）。

❸ 口腔期

　食塊を口腔から咽頭に移送する段階です。口唇の閉鎖、舌と口蓋の接触、鼻咽腔閉鎖で口腔内圧を高めることで、スムーズな送り込み動作が可能になります。

A　評価のコツ：口腔内保持機能はうがいでわかる

　口峡の閉鎖がしっかりできているかを評価する方法の一つがうがいです。水でブクブクうがいをする際、口唇を閉鎖し、奥舌と口蓋をしっかり接触させ、左右の頬筋を交互に収縮させています。これが力強くできれば口腔内保持機能は良好と考えられます。ただし、液体の誤嚥リスクが予想されるケースでは、水でのうがいではなく、先に空気でのブクブクうがいで確認するようにしましょう。

B　評価のコツ：口腔内のヨーグルトの付着をみれば送り込み機能が確認できる

　食塊の送り込み機能を評価するのに便利なのがヨーグルトです。ヨーグルトは色が白く、付着性があるので、口蓋や舌背などの粘膜のどこにどれだけ付着しているのかが評価しやすいのです。私たちが普通に嚥下した場合でも、うっすら口蓋に付着することはありますが、ベッタリと口蓋や舌背に付着することはありませんし、口腔底や口腔前庭に残留することもありません。トロミ付きのお茶や水ではこのような付着・残留は評価できません（図9）。

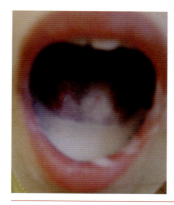

不良例（ヨーグルト）
食塊形成や送り込みに障害がある場合、ヨーグルトでも口腔内に残留がみられることがある。写真は口腔底や口腔前庭に残留しているケース。

図9　ヨーグルトを使った評価

❹ 咽頭期

　咽頭に送り込まれた食塊を、嚥下反射によって食道へ移送する段階です。嚥下反射は、言葉で説明すると、「軟口蓋挙上によって鼻咽腔を閉鎖する」→「舌骨・喉頭が前上方へ挙上する」→「輪状咽頭筋が弛緩し、食道入口部が開く」→「舌根部が後方へ動き、咽頭後壁に接触する」→「咽頭の収縮によって咽頭内圧が上昇する」→「喉頭蓋が反転して気管への通路を閉鎖する」→「披裂軟骨が内転し、声門を閉鎖する（嚥下性無呼吸）」、というような動きがほぼ同時に約1秒で行われているのです[5,6]。

A　評価のコツ：嚥下時の喉頭挙上を指で感じ取る

　咽頭期で行われている状態を外から観察することはできませんが、喉頭の挙上程度を触診したり、嚥下時の嚥下音・呼吸音を聴診したりすることで咽頭期の評価は可能です。

　まずは、甲状軟骨上端に人差し指を横に当て、喉頭の挙上を触診してみましょう。通常、嚥下時には約1椎体分（約3cm）挙上するといわれており、喉頭挙上時に甲状軟骨が指を乗り越える感覚が得られます。

　次に過度な頸部伸展位で同じことを試し、指を乗り越える感覚が半分程度になってしまうことや挙上時間が短い（すぐに下がってしまう）こと、力強さが乏しくなることなどを感じてください。その感覚を喉頭挙上不良の触診の目安として覚えておくとよいでしょう。

B　評価のコツ：嚥下反射遅延をゼリーで視覚的に確認する

　口に取り込んでから嚥下反射が起こるまでにかなり時間を要する場合があります。

その際、口腔底などに貯留したり、前舌で遊んだりして送り込みに時間がかかっているのか、咽頭に送り込まれているのに嚥下反射が惹起しないのかでは、誤嚥リスクが大きく異なります。

嚥下に時間がかかった場合は、色のはっきりしたゼリー嚥下時の口腔内観察でそのどちらかを確認してみましょう。口に取り込んで少ししてから喉頭挙上があるかどうかを触診しながら口腔内をすばやく観察します。そのとき、まだ嚥下反射が起こっていないのに口腔内になければ、咽頭貯留状態（喉頭蓋谷か梨状窩かはともかく）であると判断できます。色のはっきりしないトロミ水（茶）では判断できませんが、送り込みやすく、色がはっきりしたゼリーであればVF・VEを行わなくても簡単に評価ができます。

| C | 評価のコツ：咽頭残留をゼリーで視覚的に確認する

咽頭クリアランス不良の場合は、喉頭蓋谷や梨状窩に残留が生じてきます。残留物・分泌物が声帯付近に垂れ込んだり、喉頭蓋や咽頭壁に付着したりしたときに呼吸に合わせて振動するとブルブルと湿性音が生じます。しかし、単に喉頭蓋谷や梨状窩に残留しているだけではそのような湿性音は生じません。また、本人は残留の自覚がない場合も多く、むせや湿性音、発声では咽頭残留をしっかり評価することはできません。

頸部聴診や触診などで咽頭残留を疑った場合、色がはっきりしたゼリーを一回嚥下後、咳で喀出してもらうことによって大まかな残留量を確認しましょう。口腔内に残留していなかったにもかかわらず咽頭からゼリー片が喀出されれば、それは咽頭残留物だと判断できます。喀出力がある程度保たれていることが必要ではありますが、VF・VEがなくても視覚的に簡便に咽頭残留を確認できます。

| D | 評価のコツ：聴診器で嚥下音を聴取して咽頭期障害をつかむ

目で見えない咽頭期を判断するのにとても有用な評価手技が頸部聴診法です。喉頭（甲状軟骨・輪状軟骨）の側面付近に聴診器を当てながら食塊を嚥下させ、異常を疑う嚥下音（泡立ったような音、弱い音、複数回の嚥下音など）や呼吸音（むせを伴う喀出音、湿性音など）の有無によって摂食嚥下障害を判定します。

嚥下音を聴診器で聴いたことがない人は、唾液、水、ゼリーなどを嚥下して、まずはどんな音が聴こえるか体感してみてください。健常者は短時間（0.8秒以内）の明瞭な嚥下音とその直後の澄んだ呼気音が聴かれることが多いとされます。

では、異常音はどう判断するのかということですが、私のまとめた分類が**図10**に

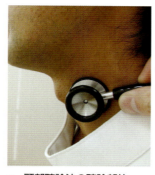
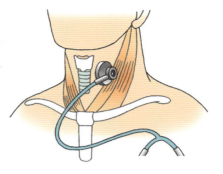

a. 頸部聴診法の聴診部位

喉頭（甲状軟骨、輪状軟骨）の側面付近に接触子を当てる。

嚥下音			嚥下後聴診
正常音	●明瞭な音	+	●呼吸良好
異常音	●詰まり音 ●弱い音 ●逆流音 ●反射遅延音 ●連続音		●むせ（喀出音） ●湿性呼気音 ●湿性嗄声 ●呼吸パターンの乱れ ●その他

b. 判定方法の特徴

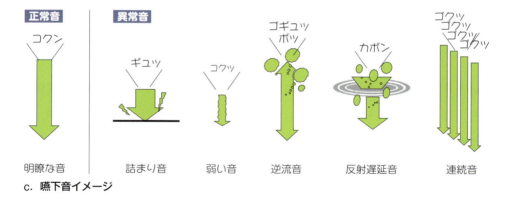

c. 嚥下音イメージ

図10 異常音の分類

なります。やみくもに聴いていても、何が異常で、どうなっているのかがわかりづらいので、自分のなかにしっかり評価基準を持つことが大切です。

頸部聴診法を活用すると、「喉頭下垂が著明だから、トロミ水の嚥下音に注意しよう。あっ、弱い音が目立つ。やはり咽頭クリアランスが悪いな」「やや覚醒が不十分だな。液体は誤嚥リスクがあるかもしれないから注意して聴診しよう。反射遅延音が聴

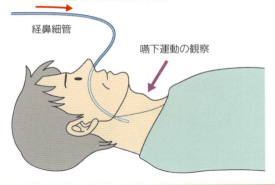

通常の嚥下評価は、摂食の状態を判断するため、座位やギャッチアップ姿勢で検査を行いますが、この簡易嚥下誘発試験は仰臥位で行います。仰臥位で鼻腔から中咽頭に挿入された5Frの小児用経鼻細管に0.4mL、2mLの蒸留水を注入し、3秒以内に嚥下反射が生じるかどうかを観察します。

図11　簡易嚥下誘発試験

Teramoto,S. et al. Simple two-step swallowing provocation test for elderly patients with aspiration pneumonia. Lancet, 1999, 353 (9160), 1243. より引用

こえてからむせがあった、やはり今の状態ではトロミ対応をしないと嚥下反射のタイミングがずれてしまうな」などというように、咽頭期を判断して対応を検討することができるようになります。頸部聴診法の習得を目指したい人は、私のまとめたDVD付き書籍「頸部聴診法トレーニング」「嚥下の見える評価マニュアル」で学習されることをお勧めします。

E 評価のコツ：誤嚥性肺炎のリスクを評価する方法

　高齢者の誤嚥性肺炎では夜間の唾液誤嚥が重要な因子といわれています。夜間の唾液誤嚥は高齢者では高頻度にみられ、これに気道感染が加わって肺炎を発症します。2mLで嚥下反射が惹起されない患者は、その後、誤嚥性肺炎を生じる可能性が高く、0.4mLで3秒以内に嚥下反射が惹起される患者は、その後、肺炎発症のリスクが低かったと報告されています[7]。

　この不顕性誤嚥や誤嚥性肺炎のリスクをベッドサイドでも簡便に予測できるよう開発された方法が簡易嚥下誘発試験（Simple swallowing provocation test：SSPT）です（図11）[8]。この試験は、患者の協力や努力を必要としないため、認知症高齢者や寝たきり高齢者でも実施可能であり、特別な機材や場所も必要ないというメリットがあります。通常の嚥下評価で誤嚥のリスクを判断し、この簡易嚥下誘発試験で誤嚥性肺炎のリスクを判断することで、今後の嚥下リハビリの方針を検討する目安となるでしょう。

❺ 食道期

食道の蠕動運動によって、食塊を食道から胃へと移送する段階です。

* * *

摂食嚥下機能を評価したら、その状態に応じて食事形態、姿勢、介助方法などを調整して食事環境を整えましょう。直接訓練については、さまざまな成書で解説されているのでご参照ください。

そして、食事環境を整えると同時に、機能改善を目指して間接訓練を行っていきましょう。直接訓練をスムーズに進める、身体機能を向上させて誤嚥性肺炎に負けない体力をつくる、そのカギは"効果的な間接訓練が行えるかどうか"が握っています。

引用・参考文献

1）明石惠子. "消化器系". 解剖生理学：人体の構造と機能. 林正健二編. 大阪, メディカ出版, 2010, 150-62, （ナーシンググラフィカ, 1）.

2）金子芳洋. 摂食・嚥下機能の加齢変化に正しい理解を". 介護予防プラクティス：口腔ケア, 摂食・嚥下リハ, NST. 金子芳洋監. 東京, 厚生科学研究所, 2008, 31-41.

3）古谷伸之. 診察と手技がみえる vol.1. 東京, メディックメディア, 2007, 172.

4）大釜徳政. "摂食・嚥下". リハビリテーション看護. 大阪, メディカ出版, 2010, 105, （ナーシンググラフィカEX, 4）.

5）山田好秋. "嚥下に関わる体の構造". よくわかる摂食・嚥下のメカニズム. 東京, 医歯薬出版, 2004, 77-97.

6）藤島一郎. "摂食・嚥下に関わる器官の解剖・生理とその障害". 動画でわかる摂食嚥下リハビリテーション. 東京, 中山書店, 2004, 4-7.

7）Teramoto,S. et al. Detection of aspiration and swallowing disorder in older stroke patients: simple swallowing provocation test versus water swallowing test. Arch Phys Med Rehabil. 2000, 81(11), 1517-9.

8）Teramoto,S. et al. Simple two-step swallowing provocation test for elderly patients with aspiration pneumonia. Lancet, 1999, 353(9160), 1243.

3 機能解剖の基礎知識

　1章の5つの体験実習（→p.12）で感じてもらったように、頸部・肩甲帯の動きや座位姿勢は嚥下機能に大きな影響を与えます。なんとなく頸部のストレッチを行っても頸部伸展位の改善は得られにくいでしょうし、食事場面ばかりに目を向けた運動を行っても、"肺炎を発症しにくくする"ための喀出力や体力の改善にはつながりにくいでしょう。

　効果的な嚥下リハビリを行うためには、嚥下関連筋の機能解剖をしっかり理解することはもちろん、運動や姿勢に関する身体機能の評価やアプローチの知識も欠かせません。しかし、理学療法士や作業療法士が当たり前のように学ぶ全身の機能解剖を、言語聴覚士を含めたほかの職種はしっかりとは学んでいないのが実情でしょう。実際、言語聴覚士である私も、現場に出てから「アライメント？」「肩甲骨の下方回旋？」「遠心性収縮？」など、四苦八苦しながら勉強していったものです。

　この章では、身体機能の評価・アプローチにつなげるための機能解剖について、摂食嚥下に絡めながらポイントを絞って確認していきます。

運動・姿勢に関する用語

　機能解剖とは、筋肉がどの部分についているかを解剖学的に知り、その骨と関節によって、人体の関節がどのように働いているかを知る学問です。まずは、運動や姿勢に関する用語を確認します。

■身体の方向や位置を示す用語→p.39

■身体の動きを表す用語→p.40

■姿勢に関する用語→p.41

身体の方向や位置を示す用語

身体の方向を示す用語

内側と外側
身体の正中線（中心）に、近いほうを内側、正中線から遠いほうを外側という。

近位と遠位
上肢・下肢では、2点のうち体幹に近いほうを近位、体幹から遠いほうを遠位という。たとえば、「肘は手首より近位にある」「足首は膝関節より遠位にある」と表現できる。

浅層と深層
浅層は身体の表面により近い側、深層は身体の表面から遠い（深い）側を指します。

腹側（前方）と背側（後方）
身体の前面に近いほうを腹側（前方）、身体の後面に近いほうを背側（後方）という。

上方（頭側）と下方（尾側）
より上を上方、より下を下方という。体幹の構造を表す場合は、頭側や尾側ということもある。

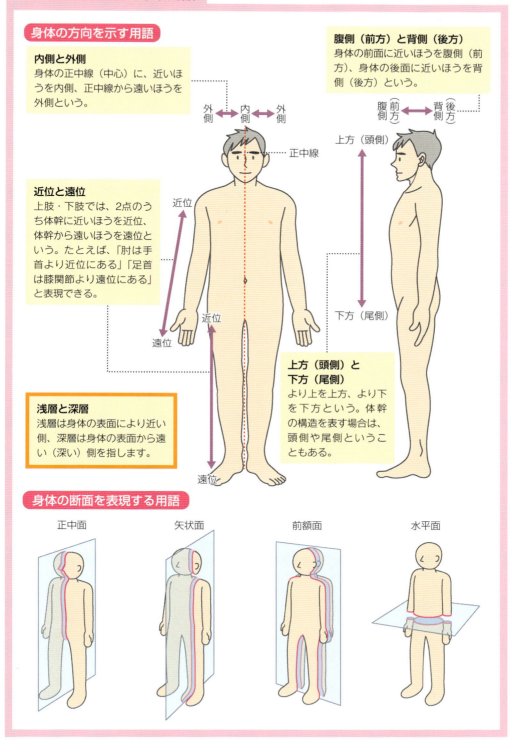

身体の断面を表現する用語

正中面　　矢状面　　前額面　　水平面

身体の動きを表す用語

屈曲（前屈）と伸展（後屈）
関節を曲げることを屈曲、関節を伸ばすことを伸展という。

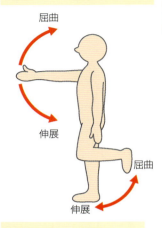

内転と外転
前額面に沿って上下肢を身体に近付ける方向に動かすことを内転、遠ざける方向に動かすことを外転という。

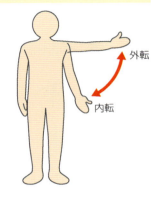

内旋と外旋
関節軸に対して内側に回旋させることを内旋、外側に回旋させることを外旋という。肩や股関節では、内旋は手足が正中線に向かって動き、外旋は手足が正中線から離れるように動く。体幹の場合は回旋と表現する。

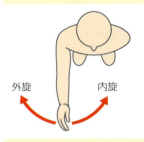

回内と回外
前腕の動きで生じる回旋運動を指します。内側に回旋させることを回内、外側に回旋させることを回外といいます。

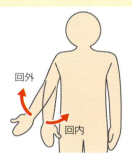

内返しと外返し
足首の動きで足部を内側にひねることを内返し、外側にひねることを外返しという。

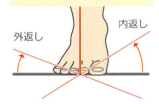

底屈と背屈
おもに足関節で用いられ、足底（足の裏）のほうに曲げることを底屈、足背（足の甲）のほうに曲げることを背屈という。

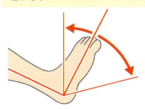

挙上と下制
引き上げる運動を挙上、引き下げる運動を下制といい、肩甲骨、顎関節、骨盤などの運動に対して用いる。

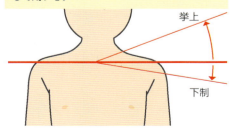

上方回旋と下方回旋
肩甲骨の動きの表現。上方回旋は肩甲骨の下角が外側・上方へ向かう動き、下方回旋は反対に内側・下方へ向かう動き。

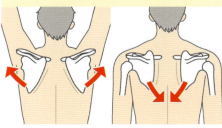

姿勢に関する用語

重心
物体に作用する重力の合点、簡単にいうと重さのバランスが取れるところ。

重心（立位の場合）
重心位置は骨盤付近（第2仙椎の前方）

重心（座位の場合）
胸の中央付近（第9胸椎の前方、剣状突起の裏あたり）

重心線
重心から地面に垂直に下ろした垂線のこと。

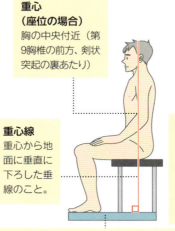

重心（頭部の場合）
目じりの後方の側頭部（こめかみ）。頭蓋骨を支える支点である環椎後頭関節の前上方にあるため、頭部のバランスをとるには後頭下筋群を中心とした後頸部伸筋群の働きが重要。

支持基底面
身体を支えるために床と接している部分を囲んだ範囲のこと。端座位の場合、床面（座面）と接しているのは殿部と両足だが、実際に身体全体を支えているのは殿部と両足を結ぶ線で囲まれた面積全体であり、これを支持基底面という。
支持基底面が広ければ広いほど安定し、狭ければ狭いほど不安定になる。

アライメント
アライメントとは、「alignment」（配列、一列に並べる）が本来の意味で、リハビリでは「身体を構成する骨・関節の並び方・配列」の意味で用いられる。

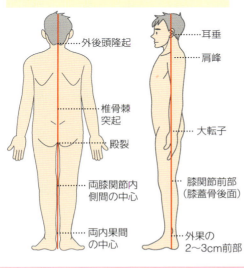

背面：外後頭隆起／椎骨棘突起／殿裂／両膝関節内側間の中心／両内果間の中心

側面：耳垂／肩峰／大転子／膝関節前部（膝蓋骨後面）／外果の2〜3cm前部

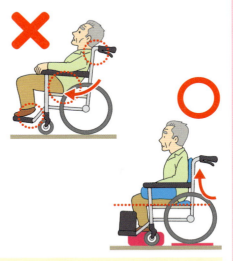

仙骨座りは「アライメントが崩れている」姿勢の典型例。骨盤が後傾すると、腰椎前弯の減少、胸椎後弯の増加、上位頸椎の伸展などを招き、上肢・胸郭の動きの制限や喉頭の挙上不良を引き起こす。

骨と関節の基礎知識[1]

　人体には、200個以上のさまざまな形や大きさの骨があり、それぞれが連結することで骨格を形成しています。人体の骨格は、身体の中軸をなす体幹の骨と、そこから両側に突き出た2対の体肢（上肢・下肢）の骨に分けられます。体幹の中心で文字どおり柱の役割を担っているのが脊柱であり、その上端には頭蓋骨が載り、下端では下肢帯の寛骨といっしょに骨盤をつくっています。そして、胸部では、肋骨・胸骨とともに胸郭を形づくっています。

① 関節（骨の連結）の様式と分類

　骨は必ず骨と連結しており、この骨同士の連結を関節といいます。関節というと必ず動きがあるものと考えがちですが、実はそうではありません。骨格のうち安定性を必要とする部分では骨同士はしっかりと連結され、動きがほとんどないので不動性関節とよばれます。頭蓋骨や歯根と歯槽の結合などがこれにあたります。

　それに対し、運動性を必要とする四肢などは可動性関節とよばれ、骨同士がよく動くように連結されています。可動性関節の連結面は、関節軟骨によって摩擦が軽減され、円滑に動くように構成されています。また、関節は周囲から関節包に覆われています。関節包は線維包と滑膜で構成されており、滑膜から分泌される滑液によって連結面の摩擦を軽減させています。このため、滑膜性関節ともよばれます。

　リハビリで扱うのはおもに滑膜性関節（可動性関節）で、関節面の形状によって関節の可動性が決まります。関節を構成する骨端が凹凸の形で向き合う場合、凸側を関節頭、凹側を関節窩とよび、その形状からさまざまな分類が存在します。ただし、複数の特徴を有する関節もあるため、これらの分類にすべての関節を当てはめるのは困難です。

■関節（骨の連結）の様式と分類→p.43

■脊柱と椎骨の構造→p.45

■椎骨の連結／カップリングモーション→p.46

関節（骨の連結）の様式と分類

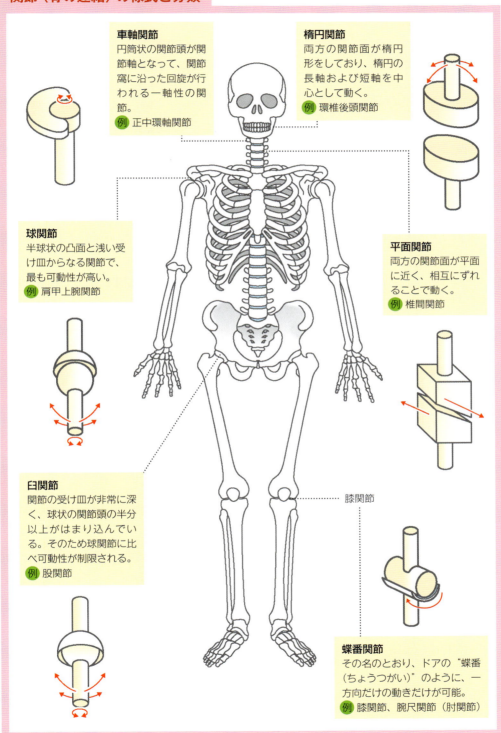

車軸関節
円筒状の関節頭が関節軸となって、関節窩に沿った回旋が行われる一軸性の関節。
例 正中環軸関節

楕円関節
両方の関節面が楕円形をしており、楕円の長軸および短軸を中心として動く。
例 環椎後頭関節

球関節
半球状の凸面と浅い受け皿からなる関節で、最も可動性が高い。
例 肩甲上腕関節

平面関節
両方の関節面が平面に近く、相互にずれることで動く。
例 椎間関節

臼関節
関節の受け皿が非常に深く、球状の関節頭の半分以上がはまり込んでいる。そのため球関節に比べ可動性が制限される。
例 股関節

膝関節

蝶番関節
その名のとおり、ドアの"蝶番（ちょうつがい）"のように、一方向だけの動きだけが可能。
例 膝関節、腕尺関節（肘関節）

豆知識　「舌骨」は人体で唯一の関節を持たない骨

「骨は必ず骨と連結している」と書きましたが、唯一の例外が、嚥下でおなじみの舌骨です。舌骨は隣り合う骨や軟骨と関節の形態をとらず、下顎骨に舌骨上筋群を介して吊り下げられ、舌骨自身は甲状舌骨筋（舌骨下筋群の一つ）を介して喉頭を吊り下げているという、宙に浮いたような状態の特異な存在です。そのため、複数の筋肉のバランスによって位置が変化し、頸部の筋群の緊張や姿勢の影響を受けやすいという特徴があります。

また、"舌骨"というだけに舌の筋肉が付着しています。舌骨は舌根部を支え、舌を動かす際の土台を形成しています。舌骨が下制すると舌も下制するといったように、舌と舌骨の位置は連動しているので、嚥下リハビリでは、舌・舌骨・喉頭の力学的なつながりをしっかり理解しておくことが重要です。

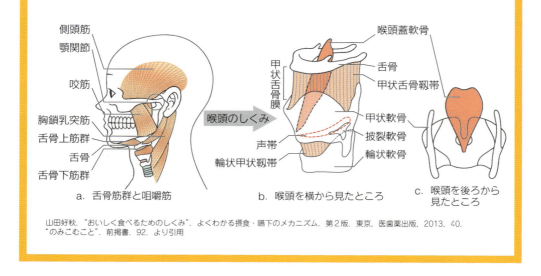

山田好秋. "おいしく食べるためのしくみ". よくわかる摂食・嚥下のメカニズム. 第2版. 東京, 医歯薬出版, 2013, 40. "のみこむこと". 前掲書. 92. より引用

　脊柱の各椎間のなかで第1頸椎と第2頸椎の間にだけは椎間板が存在しません。この第1頸椎と第2頸椎の関節（環軸関節）で頸部の回旋の約50％という大きな動きができているのは、椎間板がないことも理由の一つです。

脊柱と椎骨の構造

■脊柱の構造

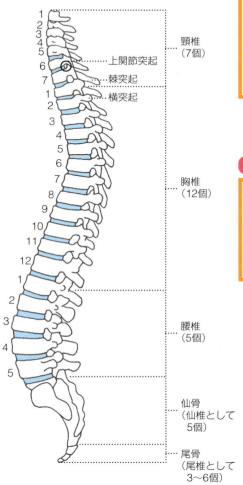

脊柱は椎骨が上下に連結してできる骨格で、体幹の中軸を形成している。全体としてゆるやかなS字カーブを描く。脊柱を構成する椎骨は、上から下に向かうほど大きくなり、腰椎5個の重量は、頸椎7個の約2倍に相当する。このような構造は、体重を支えたり、運動時の衝撃を吸収したりする役割を果たしている。

椎骨の構造

椎骨は、部位によって多少形態は異なるが、基本的には椎体と椎弓の結合によって構成されている。そして、上部の第1頸椎と第2頸椎、下部の仙骨と尾骨を除いて、上下の椎骨間は椎間板・椎間関節（・靱帯）によって連結されている。

棘突起
左右の椎弓板が後方に延びて正中で合流してできる突起。

横突起
椎弓根と椎弓板の接合部が外後方に延びた突起。

上関節突起・下関節突起
椎弓根と椎弓板の接合部が垂直の小さい円柱のように上下に延びた突起。

椎孔
椎体と椎弓に囲まれた空洞で、椎体が積み重なって脊柱を形成する際に脊柱管となる。脊髄神経がここを通る。

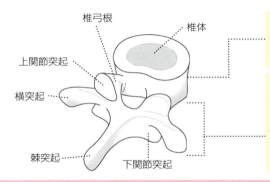

椎体
椎骨の前部の短い円筒形の部分。その後方は平坦で、左右から椎弓が出ている。

椎弓
椎骨の後部にある半環状の部分。椎弓の前部を椎弓根、後部を椎弓板という。椎弓根の上縁には上椎切痕、下縁には下椎切痕があり、上位椎体の下椎切痕と下位頸椎の上椎切痕が合わさって椎間孔をつくる。

椎骨の連結／カップリングモーション

椎骨の連結

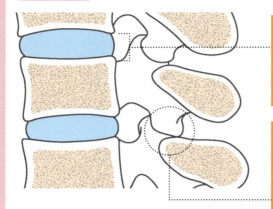

椎間板
上下の椎体を連結している線維軟骨。中心の軟らかい髄核と、その周囲を囲む強固な線維状の組織である線維輪で構成されている。

椎間関節
上位頸椎の下関節突起と下位頸椎の上関節突起との間にできる平面関節。ちょうどスケート靴や短いスキーのような形をしており、関節面を連結して、椎間の運動を調整・誘導している。

椎間板
- 体重を支えたり衝撃を吸収したりする重要な働きをしており、椎体と椎間板で体重の約50％を支えている。残りの50％は2つの椎間関節で25％ずつ支えている。頭の重さは体重の約10％といわれており（体重60kgの人であれば約6kg）、頭を大きく動かす運動や円背・頭部前方位では、頸椎の椎間板にとても大きな負荷がかかる。
- 椎間板のクッション機能は加齢や摩擦などによって低下するので、嚥下リハビリの際に高齢者に対してグルグルと大きく勢いよく首を回すような運動をさせることは避ける。
- 椎間板のもうひとつの重要な働きは、屈曲・伸展・回旋・側屈といった脊柱の運動時、球状の髄核を支点として、上位椎体がシーソーのように動くよう形を変形させること。

椎間関節
- 頸部を屈曲させる運動の場合、上側の関節突起が下側の関節突起の上を上前方に滑って移動する。それに伴い上位椎体は下位椎体の上で前方に誘導される。すると椎間板の髄核を支点にシーソー運動を起こす。それによって椎間板の前方部が圧縮されるので上位椎体が前方に移動する、という具合に動く。
- 一つひとつの椎骨間の動きは小さいが、頸椎全体としては大きな運動となり、頸部屈曲という動きとして現れることになる。

カップリングモーション →p.103

カップリングモーションとは、簡単にいうと脊柱の連動した動きの仕組みのこと。脊柱の動きは、S字カーブの構造や椎間関節の構造によって、動きやすい方向が決まっている。ここでのポイントは、脊柱の側屈と回旋は必ずセットで起こっており、逆にいうと脊柱を動かす際に純粋な側屈や回旋ができないということである。側屈と回旋がペア（カップル）で起こるので、カップリングモーションという。

体験
- 側屈のみを行う意識で腰から体幹を左に曲げる
  →体幹が自然と少し右回旋する。
- 側屈のみを行う意識で、胸から体幹を左に曲げる
  →腰からの場合と異なり、体幹が少し左回旋したのが感じられる。

❷ 拘縮

　関節周囲の軟部組織（皮膚、筋肉、靱帯、関節包など）に生じた変性が原因で、関節の動く範囲が狭くなった状態を拘縮といいます。

　関節を動かさないと血流が悪くなり、関節やその周囲へ栄養を送ることができなくなります。2〜3日で組織に変性が起こり始めるといわれており、関節周囲の皮膚や筋肉などが硬くなり、徐々に関節が動きにくくなっていきます。とくに初めの1か月間は変化が大きく、3〜4週間動かさない状態が続くと、拘縮はほぼ完成するといわれています。その後、さらに関節を動かさないでいると、関節軟骨が硬くなったり薄くなったりするなど関節内部にも変性が起こり、ほとんど動かない強直とよばれる状態になってしまいます。

豆知識　拘縮の生じやすい部位[4]

　上下肢の拘縮が目に付きやすく、いちばん拘縮しやすいと思われがちですが、実は体幹や頸部のほうが起こりやすいといわれています。頸部・体幹に拘縮が生じると、寝返りや起き上がりがむずかしくなり、喀出力が弱くなる、呼吸が浅くなるといったように呼吸機能にも影響を与えます。いったんできあがった拘縮は改善が非常にむずかしいため、早期離床や可動域練習による予防が重要です。

・拘縮の生じやすい部位

1	体幹………側屈・後屈	6	肩関節……屈曲・外転
2	頸部………側屈	7	前腕………回内・回外
3	股関節……内旋・外転	8	肘関節……屈曲・伸展
4	足関節……背屈	9	膝関節……伸展
5	手関節……掌屈		

部位名	運動方向		参考可動域角度	部位名	運動方向		参考可動域角度
肩甲帯	屈曲		20	膝	屈曲		130
	伸展		20		伸展		0
	挙上		20	足	屈曲（底屈）		45
	引き下げ（下制）		10		伸展（背屈）		20
肩 （肩甲帯の動きを含む）	屈曲（前方挙上）		180	頸部	屈曲（前屈）		60
	伸展（後方挙上）		50		伸展（後屈）		50
	外転（側方挙上）		180		回旋	左回旋	60
	内転		0			右回旋	60
	外旋		60		側屈	左側屈	50
	内旋		80			右側屈	50
	水平屈曲		135	胸腰部	屈曲（前屈）		45
	水平伸展		30		伸展（後屈）		30
股	屈曲		125		回旋	左回旋	40
	伸展		15			右回旋	40
	外転		45		側屈	左側屈	50
	内転		20			右側屈	50
	外旋		45				
	内旋		45				

図1　関節可動域

日本リハビリテーション医学会評価基準委員会. 関節可動域表示ならびに測定法（平成7年4月改訂）. リハビリテーション医学. 1995, 32（4),
207-17. より作成

❸ 関節可動域

　筋肉の収縮によって、骨格は関節の部位で動かされます。関節運動の軸と可動範囲
は、関節の形状によってほぼ決まっています。個人差や加齢による変化はありますが、
主な関節の参考可動域を頭に入れておくと、患者さんの身体状況を的確に把握できる
ようになります（図1）[5]。

筋肉の基礎知識[6]

　筋肉は、随意筋である「骨格筋」と、不随意筋である「心筋」「平滑筋」に大きく分けられます。普段、私たちが「筋肉」とよんでいる骨格筋は400種類以上あり、体重の40〜50％を占めるといわれています(図2)。

　骨格筋は、関節を挟んで骨と骨とを連結し、姿勢を保持するとともに、収縮や弛緩することで身体を動かします。筋肉の名称は、形状（例：菱形筋）や、位置（例：側頭筋）、線維の方向（例：外腹斜筋）、動き（例：内転筋）、付着部（例：烏口腕筋）などを反映しています。

　筋肉の中央部で膨らんでいるところを筋腹、体幹に近いほうを筋頭、体幹から遠いほうを筋尾といいます。筋肉の両端は、強い結合組織である腱になって骨膜に付着し

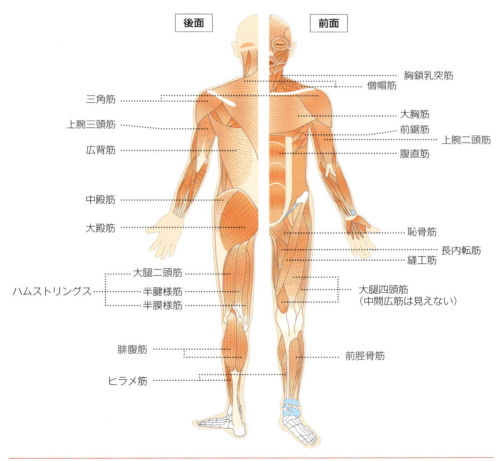

図2　全身の筋肉

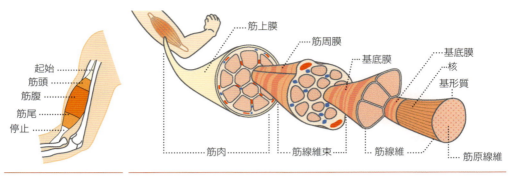

図3　筋肉の起始・停止　　　　　図4　骨格筋の模式図

ています。そして筋肉の両端のうち、体幹に近いほうまたは筋肉両端のうち動きの少ないほうを起始、体幹から遠いほうまたは筋両端のうち動きの多いほう（動かされるほう）を停止とよびます（図3）。

❶ 骨格筋の構造

　1つの筋肉は数千個の細長い筋線維の集合体です。その筋線維は、円柱状の多核細胞で太さは0.02〜0.1mm、長さは数cm〜10数cmです。1つの筋線維には、筋原線維とよばれる何万もの細かな線維があり、筋原線維には筋節とよばれる数百万の帯状の構造からできています[7]（図4）。

　またヒトの骨格筋は、基本的に速筋線維（白筋・タイプⅡ線維）と遅筋線維（赤筋・タイプⅠ線維）の2種類の筋線維があり、それぞれの筋に速筋線維と遅筋線維が混在しています。骨格筋の部位によってその割合が異なります。

　速筋は瞬発力の発揮に有利とされるため、上腕二頭筋のような筋肉で速筋の割合が高く、遅筋は持久力の発揮に有利とされるため脊柱起立筋のような筋肉で遅筋の割合が高くなります。嚥下関連筋では、舌前方、舌根、咽頭収縮筋、舌骨上筋群では速筋が多く、舌後方では遅筋が多いといわれています。

❷ 筋肉と運動単位

　筋肉は大脳からの命令が脊髄にある運動神経細胞に伝わり、さらに運動神経細胞から筋線維に伝わることで収縮します。ひとつの運動神経細胞は複数の筋線維を支配していて、運動神経細胞の司令によって支配下にある筋線維すべてが収縮します。ひとつの運動神経細胞とその支配下にある筋線維を合わせて「運動単位」とよび、これが

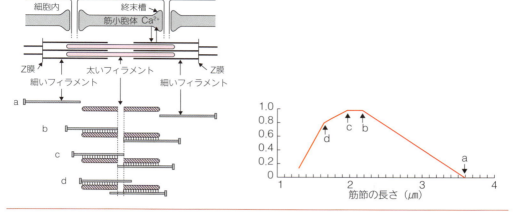

図5　筋肉の微細構造と筋節長（滑走説）

吉﨑和男．"筋収縮"．やさしい生理学．改訂第6版．彼末一之ほか編．東京，南江堂，2011，191，194．より許諾を得て改変し転載

筋収縮の最小単位となります。

　また、ひとつの運動神経細胞が支配する筋線維のタイプは同一のため、運動単位は速筋線維を支配するものと、遅筋線維を支配するものに分かれています。そして、運動強度によってどちらのタイプの筋線維の運動単位が動かされるかが選択的に決まってくるという特徴があります。大脳からの司令で運動単位が動かされることを「動員される」といいますが、ゆっくり歩くような軽い運動であれば、遅筋線維のみが動員され、運動強度が上がるにつれて速筋線維が動員されるようになります。

❸ 筋肉の収縮と張力

　筋肉の最小単位である筋節は、筋収縮に必要な太いフィラメント（ミオシンフィラメント）と細いフィラメント（アクチンフィラメント）で構成されています。筋肉は脳の運動神経細胞から信号を受け、ミオシンの頭部がアクチンに結合して引き寄せることで収縮します。筋収縮時に筋の微細構造を観察すると、筋節の長さが短縮し、両フィラメントが互いに滑り込んでいるようにみえます（図5／滑走説）[8]。

　筋肉の張力は、2つのフィラメントの接する長さ（結合点の数）によって変化します。最大の張力を発揮するためにいちばんよい筋節の長さを「至適筋節長」といいます。「筋節長」は「筋線維の長さ」と同意語なので、至適筋節長とは筋線維として力を出すのにいちばんよい長さということになります。

　一方、筋肉が引き伸ばされるほどアクチンに接するミオシンの結合点が少なくなり、

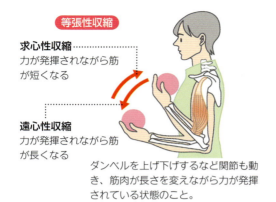
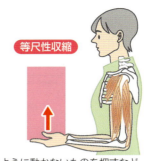

図6　筋収縮の分類

発揮できる筋力が小さくなります。また、筋肉が短縮されるとアクチンの2重の重なり合いやミオシンの内圧（内側から反発する力）などが生じて、発揮できる筋力が小さくなります。つまり、ヒトの筋肉には筋力を発揮するのに適した長さがあり、それより長くなったり短くなったりすると筋力は小さくなるのです。

嚥下に不利な頸部伸展位で考えると、頸部前面の筋肉は引き伸ばされ、頸部後面の筋肉は短縮しているので、どちらも十分な筋力を発揮しづらい状態です。そのため、頸部伸展位で引き伸ばされた頸部前面の筋肉に対し、シャキア訓練などの筋力トレーニングを実施しても、思うように力を発揮することができません。まずは、頸部後面の筋群の筋緊張をゆるめたり、介助で頸部前面の筋長を中間位程度に修正して筋力を発揮しやすくするなどの調整が必要だということがわかります。

❹ 筋収縮の様式[9]（図6）

筋肉の収縮は、前述のように筋線維のなかでアクチンとミオシンが作用し合い、相互に滑り込むというメカニズムで起こります。筋肉の収縮で筋張力（筋が物体に及ぼす力。物体を引っ張る力）が発生しますが、必ずしも短縮することを意味するものではありません。筋収縮の様式は、とらえ方によっていくつかに分類されます。

A　筋肉の長さの変化による分類

①等尺性収縮

筋肉が収縮しても筋肉の長さが変わらない収縮で、関節には動きがありません。筋力トレーニングの座位での膝伸展運動でいうと、膝を伸ばしたまま保持する状

態にあたり、大腿四頭筋が長さを変えずに力を発揮している状態です。嚥下リハビリでいうと、ストローを使った舌の抵抗訓練における持続的な押しつぶしが等尺性収縮にあたります。舌筋や舌骨上筋群が長さを変えずに力を発揮している状態です。

②等張性収縮

筋肉が収縮したときに筋肉の長さが変わる収縮です。筋張力が変化せずに収縮する様式で、筋肉の長さの変化は短縮と伸張のどちらでも起こります。

筋力トレーニングの床からの上体起こし運動でいうと、起き上がる際には腹直筋が短縮しながら力を発揮し、上体を倒す際には腹直筋が伸張しながら力を発揮しています。嚥下リハビリでいうと、舌骨上筋群の筋力トレーニングである開口抵抗運動が等張性収縮にあたります。顎の下に当てた手の抵抗力に負けないように、ゆっくりと開口運動を行うことで、舌骨上筋群がおおむね一定の張力を発揮しながら短縮していく状態です。

⑤ 起始と停止の位置関係の変化による分類

A 求心性収縮

筋張力が抵抗より大きいため、筋肉の起始と停止が近づくように短縮しつつ収縮します。筋肉が「中心に向かって」収縮することから、求心性収縮とよばれます。肘関

主働筋・拮抗筋・協働筋

一つの運動をするためには、多数の筋肉が同時に働きます。それらの筋肉同士の働きを分類すると以下のようになります。

協働筋
（腕橈骨筋）

主働筋
（上腕二頭筋）

拮抗筋
（上腕三頭筋）

拮抗筋
（上腕二頭筋）

主働筋
（上腕三頭筋）

③拮抗筋
主働筋に対して反対の運動をする筋肉。上腕二頭筋と上腕三頭筋は拮抗筋です。

①主働筋（主力筋）
目的とする運動をするとき、基本となる筋肉。たとえば、肘を曲げるときは上腕二頭筋が主働筋になります。

②協働筋（協力筋）
主働筋の作用を助けるように働く筋肉。たとえば肘を曲げるとき、腕橈骨筋は上腕二頭筋の協力筋です。

節の屈筋を働かせて、ダンベルを持ち上げていく状態がこれにあたります。

B 遠心性収縮

筋張力が抵抗より小さいため、筋肉が収縮しているにもかかわらず、筋肉は引き伸ばされて長くなっていきます。収縮しつつも「中心から遠ざかっていく」ために、遠心性収縮とよばれます。持ち上げたダンベルを肘関節の屈筋を働かせながら、ゆっくり下ろしていく状態がこれにあたります。

※筋張力と抵抗力がつりあっているときは、筋肉が収縮していても筋肉の長さは変わらず、関節には動きが生じません。この状態を静止性収縮とよびます。起始と停止の位置関係も変わりませんので、等尺性収縮と同義になります。

引用・参考文献

1) 藤田恒夫. "骨格系". 入門人体解剖学. 南江堂. 2001.19-30

2) 山田好秋. "おいしく食べるためのしくみ". よくわかる摂食・嚥下のメカニズム. 第2版. 東京, 医歯薬出版, 2013, 40.

3) "のみこむこと". 前掲書2). 92.

4) 浜村明徳. "どうして曲がってしまうの?：拘縮が生じるわけ". すぐに使える拘縮のある人のケア. 東京, 中央法規出版, 2009, 5-11.

5) 日本リハビリテーション医学会評価基準委員会. 関節可動域表示ならびに測定法（平成7年4月改訂）. リハビリテーション医学. 1995, 32 (4), 207-17.

6) 左明ほか. "筋肉の基礎知識". 筋肉と関節の機能解剖パーフェクト事典. 東京, ナツメ社, 2016, 32-47.

7) 丹羽滋郎. "ストレッチング". メディカルストレッチング：筋学からみた関節疾患の運動療法. 丹羽滋郎ほか編. 東京, 金原出版, 2008, 11-9.

8) 吉﨑和男. "筋収縮". やさしい生理学. 改訂第6版. 彼末一之ほか編. 東京, 南江堂, 2011, 191, 194.

9) 金成仙太郎ほか. 国際スポーツ医科学研究所監修. "体と運動". 新版図解スポーツコンディショニングの基礎理論. 東京, 西東社, 2014, 38-60.

10) "運動に関する解剖学用語". 前掲書6). 10-7.

11) 加藤慶ほか監修. "筋肉の構造としくみ". 早引き：介護の拘縮対応ケアハンドブック. 東京, ナツメ社, 2014, 18-27.

12) "滑膜性関節の分類". 前掲書6). 26-7.

13) 石部伸之. "脊柱の構造と動きを知ろう". 背骨のしくみと動きがわかる本. 東京, 秀和システム, 2015, 12-29.

14) J.Castaingほか. "脊柱／脊椎の機能的単位=関節構成単位". 図解関節・運動器の機能解剖：上肢・脊柱編. 東京, 協同医書出版社, 1996, 122-45.

4 機能訓練の基礎知識

　フレイル・サルコペニアといった身体機能の低下によって"肺炎を発症しやすくなっている"高齢者に最も必要なものは何か？　それは、バランスのよい十分な栄養を摂りながら「運動」をすることです。

　筋肉量は20代でピークに達した後、何もしなければ1年に約1％ずつ低下していくといわれています。10年で10％なので、40代で20％減、50代で30％減。70代で50％減となり、2本あった足が1本になってしまうともいえる減り方です。さらに1週間の安静臥床で筋力が約15％減少するので、誤嚥性肺炎を発症した高齢者のADLがガタガタッと低下するのは当然の結果でしょう。

　では、高齢者の身体機能を改善するにはどのような運動を行えばよいのでしょうか。運動の強度・回数・頻度をどのように設定すればよいのでしょうか。口腔の運動にしても上下肢の筋力訓練にしても、何となく「10回2セット」などとしていませんか？　この章で「運動」の基礎知識を学び、根拠と効果のある機能訓練につなげていきましょう！

加齢や廃用による筋肉量減少・筋力低下

① サルコペニアの自己チェック

　加齢とともに筋肉量が減少し、筋力が低下していく現象がサルコペニアですが、その有病率は65歳以上の高齢者の5〜13％、80歳以上の高齢者での有病率は11〜50％以上と、加齢とともに上昇していると報告されています[1,2]。

　アジア人向けのサルコペニアの診断基準（図1）[3]が作成されており、歩行速度や握力および筋肉量が指標となっています。この基準は、嚥下リハビリでかかわるADLの低い高齢患者さんではすでにクリア不可能なことが多いと思いますし、私たち若年者からすると軽くクリアできてしまうものなので、加齢による筋力低下が徐々に進行してくるといってもピンとこないかもしれません。

　そこで、筋力がどの程度衰えてきているのかをセルフチェックできる、p.57の「片

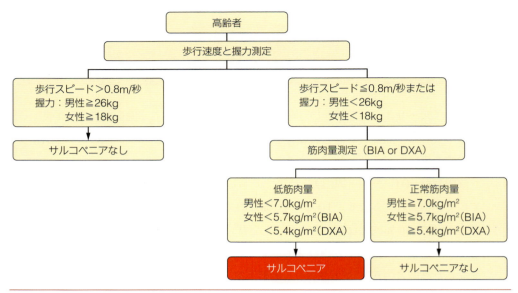

図1　アジアのワーキンググループによるサルコペニアの診断基準

Chen,LK. et al. Sarcopenia in Asia: consensus report of the Asian Working Group for Sarcopenia. J Am Med Dir Assoc. 15（2）, 2014, 95-101.

足立ちテスト」「立ち上がりテスト」[4]）をやってみてください。

　いかがだったでしょうか？　まだまだ若いと自負している人でも、意外と苦戦したのではないでしょうか？　よく「人は足から老化する」といいますが、筋肉量の減少は上半身と比べ下半身のほうが1.5倍ほども大きいので、下肢に負荷をかけたテストを行うとジワジワと進行している筋力低下が感じ取りやすいのです。

❷ 加齢と速筋線維・遅筋線維の関係

A　筋肉は速筋からおとろえる

　加齢による筋肉量の減少は、筋線維数の減少と、個々の筋線維断面積の減少の2つに起因しています。そして、それらはどちらも速筋線維を中心に減少するという特徴があります。活動性が低下すると、とくに瞬発的な運動を行わなくなるために速筋線維が廃用化、速筋線維を支配する運動神経細胞も選択的に減少するためです。日常的な生活のなかで使用される主要な筋肉の運動強度を調べた報告[5]によると、ほとんどが低強度であり、速筋線維を使用するような最大筋力の30％以上の活動は、1日のなかで0〜15分とごくわずかでした。つまり、意識してトレーニングを行わなければ、筋肉量は加齢とともに速筋を中心に萎縮していくのです。

片足立ちテスト

開眼したまま片足立ちをしてみましょう。そのまま何秒キープできるか計測してみてください。

診断結果
●〜5秒　　　　サルコペニアの可能性大です
●15〜30秒　　60〜70代の筋力です
●40〜60秒　　50〜60代の筋力です

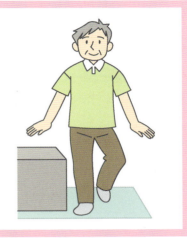

立ち上がりテスト

40cmの椅子や台に座り、左右どちらかの足を軽く曲げたまま上げ、反対側の足で反動を付けずに立ち上がり、そのまま3秒間キープしましょう。

診断結果
●40cmの台で、どちらか一方の足で立ち上がれない 　→40代以上の筋力です

※両足で立ち上がれない場合はサルコペニアの可能性大です

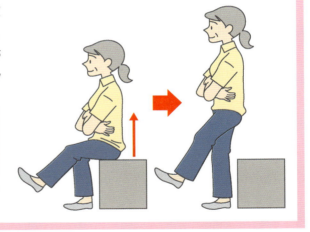

荒井秀典. "あなたの筋肉はどれくらい衰えている？". 寝たきりにならずにすむ筋肉の鍛え方. 東京, 河出書房新社, 2016, 25-9. より作成

豆知識　加齢による舌の筋肉量の低下

全身の筋肉量の減少と同様に、舌でも加齢によって筋肉量が減少します。舌の筋肉量の減少を舌の厚みとして超音波検査で評価したところ、加齢に伴って舌の厚みが減少していたと報告[6]されています。舌の厚みは舌の筋力と関係しており、「老嚥」「オーラルフレイル」といった加齢による嚥下機能低下の進行がみてとれます。

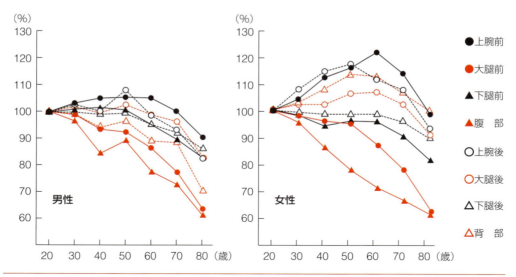

図2　20代を100％とした各部位の筋量の年齢別相対値

福永哲夫．"基礎生理学：生活フィットネスの加齢変化"．貯筋運動指導者マニュアル：高齢者筋力トレーニング．福永哲夫監修．東京，保健同人社，2006．44-55．より改変

B 筋肉量は大腿前面と腹部から減っていく

　また、筋肉量は全身で一様に減少するわけではありません。図2[7]のグラフは、20代の平均値を100％として、加齢による身体各部の筋肉量の変化を詳しく調べたものです。このグラフから、加齢とともにとくに大腿前面と腹部の筋肉量の減少が目立つこと、上肢と下肢の筋肉量の減少率が大きく異なることがわかります。

　全体の筋肉量を維持・改善するためには速筋、とくに下肢・体幹のトレーニングをしっかり行わないといけないことがわかります。

❸ 加齢と筋力低下の関係

　筋力はおもに筋肉の量と質によって決まります。「量」的な要因とは筋線維数や筋断面積、「質」的な要因とは筋線維タイプや神経的な要因のことです。筋線維タイプは、同じ筋肉量でも速筋線維が多い人のほうが筋力が大きくなりますし、神経的な要因は、いわゆる集中力が高い人では動員される筋線維の数が増えて大きな筋力を発揮できます。

❹ 廃用症候群による筋力低下[8]

　安静臥床による筋力低下に関してはさまざまな報告があります。安静の程度や厳格さによって違いはありますが、1日につき2％程度という報告が多いようです。つま

り1週間の安静臥床で約15％の筋力低下の可能性があるということです。

また、廃用性の筋萎縮は抗重力筋に起こりやすいといわれています。脊柱起立筋や下腿三頭筋といった抗重力筋は、姿勢保持のために立位や動作時に無意識に使用されていますが、寝たきりになるとその機会が失われ、ほかの筋肉に比べて優位に筋力低下を起こしてしまうのです。遅筋線維の多い抗重力筋が、寝たきりの環境に適応するように一部が速筋に変性してしまうことも要因の一つと考えられています。

早期リハビリ

誤嚥性肺炎を発症する高齢者はもともとサルコペニアを合併していることが多いうえに、誤嚥性肺炎による"侵襲"に"安静臥床"や"低栄養"が加わることでサルコペニアは急激に悪化します。加齢とともに下肢を中心に筋力低下が生じているところに、立位姿勢を保つための抗重力筋までもが廃用化してしまうことが大きな要因です。

しかし誤嚥性肺炎患者に対して早期からリハビリを行うことで、身体機能低下の予防効果や、死亡率減少効果があると報告されており、リスク管理を行いながら早期離床・早期リハビリを行っていくことが重要です。

❶ 離床開始基準

離床の開始基準は、日本リハビリテーション医学会のガイドラインが参考になります。ただし、あくまでも"基準"であり、この基準をクリアしても離床できない場合や、クリアしていなくても離床を進める場合もあります。とくに初めて離床する場合などは必ず主治医に相談し、了解を得たうえで行いましょう（表1）[9]。

表1[9]以外にも、意識障害や麻痺などの神経症状が進行していないか、安静時に危険な不整脈が出現していないかも注意点となります。

❷ ギャッチアップによる座位耐性訓練のメリットとデメリット

段階的離床は、呼吸や血圧、自覚症状などをみながら、ギャッチアップ30°、45°、60°、最高位（80°）、そして端座位や車椅子座位、立位へと進めていくものです。ギャッチアップ、座位、立位へと身体を起こしていく際には、循環動態に急激な負担がかからないよう、いずれも30分以上可能になれば次の段階に進むというように、ゆっくり行うのが基本とされています。

ギャッチアップ座位のメリットとしては、安全管理が行いやすいことや、重度の麻

表1　離床開始基準

□安静時脈拍120/分以下
□安静時収縮期血圧70mmHg以上
□安静時息切れなし
□体温が38℃以下
□SpO$_2$が90％以上

すべて問題なければ
"離床開始"

痙や筋力低下があっても比較的安定したポジショニングが可能であることなどが挙げられます。一方、デメリットとしては、受動的な状態であり体幹を中心とした筋収縮が得られにくいこと、座位や立位と比べ可視範囲が狭く外的刺激が少ないこと、端座位のような能動的座位と比べ覚醒が促されにくいことなどが挙げられます。

ギャッチアップ座位は「臥位」のバリエーションと変わらず、廃用症候群に伴う合併症のリスクが増加しかねないという指摘もあり、脳卒中の急性期リハビリでも上記の座位耐性訓練を含まない離床コースを導入しているという報告もあります[10]。心配される血圧低下に関しては、もし血圧が低下してもすぐに臥位に戻せば血圧は速やかに回復し、座位練習で再発・増悪した例はなかったとされています。

一方、端座位は、足を床に付け、背中をベッドから離すことで腹筋・背筋といった抗重力筋の活動を高めることができます。また、足底を接地することで体幹も前傾しやすく、立位に向けての足部への体重移動も行いやすくなります。後述する身体の活動量を表すMets（メッツ／→p.68）でみると、仰臥位安静時が1メッツに対し、端座位は1.1メッツとほとんど変わりません。このことから、エネルギー消費（すなわ身体の負担）という面では、座位をとることの負担はごくわずかであることがわかります。

座位をとることによる弊害よりも、座位をとらずに廃用症候群を起こす弊害のほうがはるかにマイナスであり、できるだけ早く離床させ、筋活動を行わせることが必要だといえるでしょう。

❸ 健側（非麻痺側）の強化の重要性

廃用性筋萎縮のスピードは非常に速いため、効果的なリハビリを行わなければその進行を食い止めるのはむずかしくなります。その具体例として、大腿骨頸部骨折と脳

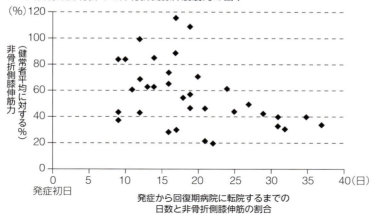

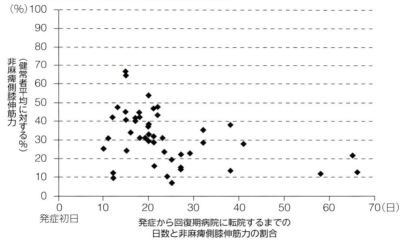

図3　急性期病院在院日数と回復期病院転院時の非骨折側・非麻痺側膝伸筋筋力の関係

三好正堂．"日本のリハビリテーションは問題だらけ"．間違いだらけのリハビリテーション．東京，現代書林，2017，42．より引用

卒中それぞれにおける回復期リハビリ病院転院時の健側（非骨折側・非麻痺側）の下肢筋力データがあります。急性期からリハビリが行われていたにもかかわらず、どちらも在院日数が長ければ長いほど健側の下肢筋力が低下しています（図3）[11]。

　健側であるにもかかわらず筋力が低下する大きな要因として、入院中の訓練が麻痺側を優先していることが挙げられます。片麻痺患者の健側・麻痺側それぞれでの膝伸展筋の最大収縮時の筋電図では、麻痺側膝伸筋の活動は、麻痺側膝を伸展させたときより健側膝を伸ばさせたときのほうが高くなります。これは、健側膝伸筋を強化すれ

表2　リハビリ中止基準

1．積極的なリハビリを実施しない場合
①安静時脈拍40/分以下または120/分以上
②安静時収縮期血圧70mmHg以下または200mmHg以上
③安静時拡張期血圧120mmHg以上
④労作性狭心症の人
⑤心房細動のある人で著しい徐脈または頻脈がある場合
⑥心筋梗塞発症直後で循環動態が不良な場合
⑦著しい不整脈がある場合
⑧安静時胸痛がある場合
⑨リハビリ実施前にすでに動悸・息切れ・胸痛のある場合
⑩座位でめまい、冷や汗、嘔気などがある場合
⑪安静時体温が38℃以上
⑫安静時酸素飽和度（SpO$_2$）90％以下

2．途中でリハビリを中止する場合
①中等度以上の呼吸困難、めまい、嘔気、狭心痛、頭痛、強い疲労感などが出現した場合
②脈拍が140/分を超えた場合
③運動時収縮期血圧が40mmHg以上、または拡張期血圧が20mmHg以上上昇した場合
④頻呼吸（30回/分以上）、息切れが出現した場合
⑤運動により不整脈が増加した場合
⑥徐脈が出現した場合
⑦意識状態の悪化

3．いったんリハビリを中止し、回復を待って再開する場合
①脈拍数が運動前の30％を超えた場合。ただし、2分間の安静で10％以下に戻らないときは以後のリハを中止するか、またはきわめて軽労作のものに切り替える
②脈拍が120/分を超えた場合
③1分間10回以上の期外収縮が出現した場合
④軽い動悸、息切れが出現した場合

4．その他の注意が必要な場合
①血尿の出現
②喀痰量が増加している場合
③体重増加している場合
④倦怠感がある場合
⑤食欲不振時・空腹時
⑥下肢の浮腫が増加している場合

日本リハビリテーション医学会編，"リハビリテーション部門における安全管理"．リハビリテーション医療における安全管理・推進のためのガイドライン．東京，医歯薬出版．2006.6.より引用

ば健側が強化されてADL改善につながるだけでなく、麻痺側の回復にもなること、逆に麻痺側を優先して訓練を行えば麻痺の回復が得られにくいだけでなく、健側も弱っていく可能性を示唆しています。

　ハーシュバーグも、脳卒中の運動療法で最も重要なのは麻痺側の回復ではなく、残存機能、つまり健側（非麻痺側）肢の最大限の強化であると述べています[12,13]。そして、健側肢の訓練・強化がADL改善につながり、結果的に麻痺側の回復を促すとしています。

❹ リハビリ中止基準（表2）[9]

　嚥下リハビリの対象となる高齢患者さんは、脳血管障害や運動器障害を有していることが多く、全身的な合併症を伴っていることも少なくないため、転倒や合併症のリ

スク管理を徹底しなければなりません。ただ、安全を重視するあまりに廃用症候群が進行してしまっては本末転倒なので、バイタルサインのチェックを行いながら安全かつ積極的にリハビリを実施していくことが大切です。

筋力トレーニング

「筋力トレーニング」というと、高齢者には意味がない、効果がないと考える人も少なくないと思います。しかしそれは誤りであり、若年者と同じではないものの、正しいトレーニング方法や栄養摂取、生活習慣に気を配れば、たとえ90代であっても筋力トレーニングの効果を得ることは可能です。

また筋力トレーニングによって、筋力向上だけでなく、血流の改善、バランス感覚の維持、骨密度の改善、免疫力の向上、気分の改善といったさまざまな効果が期待できます。

① 筋力増強のメカニズム

筋肉は、強い負荷がかかると筋線維に微細な損傷が生じます。この損傷によって起こる炎症反応などを経て、筋線維のもととなるサテライト細胞の増殖が促され、筋肉の成長および肥大につながっていきます。また筋肉は、力を入れると膨らんで血管を圧迫し、血流を制限します。それが続くと筋肉内は低酸素状態となり、それがシグナルとなって筋肉を成長させる成長ホルモンを分泌させます。

この筋線維の損傷や低酸素状態をつくるのに効果的なのが、遠位性収縮です。遠位性収縮とは筋肉が力を出したまま引き伸ばされる状態のことで、ダンベルでいうと持ち上げる運動ではなく、下ろしていくときの運動がこれにあたります。一般的に、筋力トレーニングでは持ち上げるほうを意識して、下ろすときは無意識に行いがちですが、力を入れながらゆっくり下ろすことを意識するほうが、筋肉の成長には有効だといえます。

また筋力増強の因子は、トレーニングの初期段階は「神経学的因子」、進行後は「形態学的因子」が主となります。神経学的因子とは、トレーニングによって神経が賦活され、筋収縮に参加する運動単位の数や活動電位を発生させる頻度が増加することによる、筋肥大を伴わない筋力増強のことです。形態学的因子とは、筋線維の筋断面積の増加（筋肥大）による筋力増強です。筋肥大による筋力増強効果は、トレーニング

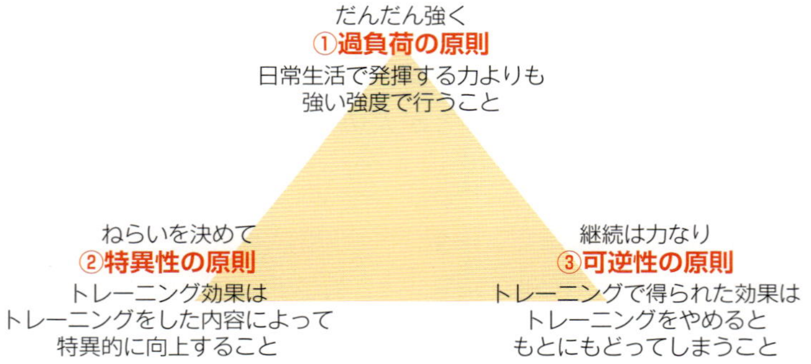

だんだん強く
①過負荷の原則
日常生活で発揮する力よりも
強い強度で行うこと

ねらいを決めて
②特異性の原則
トレーニング効果は
トレーニングをした内容によって
特異的に向上すること

継続は力なり
③可逆性の原則
トレーニングで得られた効果は
トレーニングをやめると
もとにもどってしまうこと

図4 筋力トレーニングの3原則

福永哲夫. "トレーニングの基礎知識：トレーニングの原理・原則". 貯筋運動指導者マニュアル：高齢者筋
力トレーニング. 福永哲夫監修. 東京, 保健同人社, 2006, 59. より改変

開始後約6週間以降に出現するとされています。

　高齢者では、若年者と比べ神経学的因子（筋肥大を伴わない）による筋力増強の割
合が多く、形態学的因子（筋肥大）による筋力増強は5～10％が一般的といわれてい
ます。しかし、高齢者は年々筋肉量が減少することを考えると、現状の筋肉量を維持
するだけでも十分な効果があるといえます。

2 筋力トレーニングの3原則

　筋力トレーニングには、①過負荷の原則、②特異性の原則、③可逆性の原則——の
3原則があります（**図4**）[14]。

A ①過負荷の原則

　筋肉には、ある一定の負荷を受け続けると、それに順応するだけの力を備える性質
があります。つまり、同じ負荷に対してはマンネリ状態となり、筋肉の発達が停止し
てしまうので、より筋肉を肥大させるためには、筋肉にかける負荷を少しずつ増やす
必要があるということです。また、負荷が弱すぎると筋力の向上を期待できません。
安静臥床は過負荷の原則の対極の状態といえるでしょう。

B ②特異性の原則

　トレーニングは、トレーニングを行った部位や動作、種目によって、その効果が特
異的に現れます。たとえば、等尺性の筋力トレーニング（筋肉の長さが変わらない運
動）を行えば、等尺性筋力が増大する、スクワットをすればスクワットで使われる筋
力が最も増加するということです。

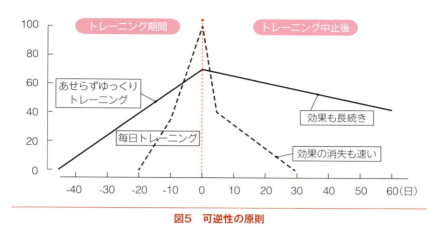

図5　可逆性の原則

福永哲夫．"トレーニングの基礎知識：トレーニングの原理・原則"．貯筋運動指導者マニュアル：高齢者筋力トレーニング．福永哲夫監修．東京，保健同人社，2006，59．より改変

　本書で取り上げる起立－着席訓練を中心とした筋力トレーニングは、日常生活動作に直結する運動なのでADL改善に効果的ですし、ストローを中心とした口腔リハビリは嚥下動作に近いため摂食嚥下機能の改善に効果的だといえます。

C ③可逆性の原則

　トレーニングの効果は、トレーニングの継続中は維持されますが、中止すると徐々に失われます。つまり、「トレーニングの効果は貯めておくことができない」ということです。またトレーニング効果の消失は、トレーニングの期間によっても異なります。トレーニング期間が長ければ効果の消失はゆるやかですが、短期間で急激につけた筋力は、効果の消失も速くなります（図5）[14]。適度な運動を習慣として継続させることが大切です。

③ 抵抗運動の反復回数とセット数

　筋力には、「筋力」と「筋持久力」の2つの要素があります。筋力とは最大限の重量を持ち上げる能力であり、筋持久力とは筋収縮を繰り返すことができる能力です。

　抵抗運動を行うとき、どれくらいの重さ（負荷）を何回行えばよいのかを考える方法に「RM法」があります。「RM」とは「repetition maximum」の略で、「最大反復可能回数」という意味です。ここではRM法をわかりやすく解説し、高齢者に推奨されるトレーニングの目安を説明します。

　一般的には筋肉量を増やす（筋肥大）には、ギリギリ8～10回を持ち上げられる回

数で行うとよいといわれています。自分で「筋トレ」をしている人はわかると思います が、これは結構キツイ（高負荷）トレーニングです。また、筋持久力をアップさせ るためには、がんばれば20〜25回以上を行うことができる運動が適しているといわれ ています。これは、比較的軽めの負荷（低負荷）のトレーニングになります。

　私たちがリハビリの対象とする高齢者に対し、筋力増強や筋肥大のために高負荷の 抵抗運動を行わせると怪我や過度の疲労を招くリスクが高いといえます。また、低負 荷でも疲労困憊するまで回数を行わせるのは好ましくありません。では、低負荷のト レーニングでも筋力増強や筋肥大効果を求めるにはどうすればよいのでしょうか。

　これに関しては、低負荷の抵抗運動8回12セットと、高負荷の運動8回3セットに おける筋力・筋量の増大が同等であったという報告があります[15]。つまり安全な低負 荷で8〜10回程度のトレーニングでも、セット数を増やすことで筋力増強や筋肥大効 果が期待できるということです。特に、サルコペニアや身体機能が低い高齢者の場合、 かなり低負荷の活動でも筋力や機能に大きな効果をもたらすことができるでしょう。

　まとめると、高齢者にとってギリギリ10回できるくらいの負荷では負荷が高すぎる ので、10回2〜3セットや15〜20回1〜2セットを無理なくできるくらいの負荷が よいということになります。

❹ 抵抗運動時の休憩時間

　セットとセットの間および運動と運動の間の休憩時間は、疲労に大きく影響します。 短い休憩時間（30秒以内）であれば筋持久力の向上が期待でき、長い休憩時間（1〜

豆知識　安全に効果的な筋力トレーニングを行うためのポイント

①運動は痛みの生じない動作域で行う。

②重りを持ち上げる場合には、急激な動作を避けるように、ゆっくりコントロールす
　る。とくに下ろす際にゆっくり下ろすことで遠心性収縮による筋肥大が期待できる。
　2秒かけて持ち上げて、3秒かけて下ろすという意識で行うとよい。

③抵抗運動を行う際に息を止めると急激な血圧の上昇（バルサルバ現象）を招く恐れ
　があるため、息を吐きながら力を入れることを意識する。

④運動の順序は、まず最初に大きな筋群を使い、続いて小さな筋群へ移行するとよい。
　また、上半身と下半身の運動を交互に行うと疲労の軽減を図りながら効率的に運動
　できる。

３分）であれば、より大きな回復と最大筋力の増大が期待できます。高齢者の場合、さきほどの低負荷のトレーニングを30秒〜１分程度の休憩時間を入れて行えば、筋肥大・筋持久力双方に有効でしょう。

❺ 筋力トレーニングの頻度

「①筋力増強のメカニズム」（→p.63）で述べたように、筋組織は筋力トレーニングによって生じた微細な損傷を修復することで成長・肥大します。筋肉がトレーニング前より強く太くなる現象は「超回復」とよばれ、これに必要な期間が、一般的には２〜３日といわれています。そのため、同じ筋肉に対し高負荷・低頻度のトレーニングを毎日行うのは怪我の原因になりやすく、不適切です。

高齢者に行う低負荷のトレーニングであっても、普段、運動を行っていなかった人の場合は、最初は毎日行うのではなく隔日や週２〜３回を目安に行うとよいでしょう。ただ、10〜20回程度の低負荷のトレーニングであれば、「超回復」のことはあまり考える必要はないので、慣れてくれば、毎日行っても構いません。

ストレッチ

ストレッチとは、伸展性の低下した軟部組織を伸張して柔軟性を改善するために、他動的に、あるいは自己で筋を引き伸ばす運動方法です。簡単にいうと、関節を動かして筋肉の起始と停止を遠ざけ、筋線維を伸ばすことです。

身体の柔軟性に関与する筋肉・筋膜・靱帯・関節包・腱といった軟部組織には、コラーゲンやエラスチンといったタンパク質が多く含まれ、これによってゴムのような柔軟性がつくられています。しかし、加齢や活動性の低下によってこれらが減少すると、ゴムが硬く劣化するように柔軟性が低下します。高齢者では円背・頭部前方位などの不良姿勢によって、後頸部や肩甲帯の筋緊張が高くなり、筋短縮を起こしている状態をよくみかけます。ストレッチを行うことで、骨格筋の筋緊張の緩和、関節可動域の増大、末梢循環の促進による疲労物質の除去などの効果、さらに食事姿勢の改善にもつなげたいところです。

では、ストレッチをどのように行うと効果的なのでしょうか？　どのくらいの時間、何回行うとよいのかなど、そのメカニズムを知り、安全で効果的なストレッチを行いたいものです。

豆知識 身体活動の強さ（Mets（メッツ））と運動量（エクササイズ）

　体力維持・向上のためにどのような運動をどれくらい行ったらよいのかの目安となるのが、身体活動の強さ（メッツ）と運動量（エクササイズ）です。

　身体活動の強さの単位をメッツといい、安静仰臥位の状態が1メッツ、普通の歩行時が3メッツ、ジョギングだと6メッツになります。厚生労働省は、健康を維持するために必要な運動を3メッツ以上としています。脳卒中による麻痺がある人や高齢者では3メッツ以上の運動は実際にはむずかしい場合も多いのですが、5章で紹介する起立－着席訓練であれば、1分間に6回のスピードで行うと、ほぼ3メッツになることがわかっています。

　また、運動の目安として大切な運動量はエクササイズという単位で表されます。これは、メッツ×時間で計算されます。普通に歩くときが3メッツなので、1時間歩くと3エクササイズ、20分歩くと1エクササイズになります。

　厚生労働省「健康づくりのための身体活動基準2013」によると、65歳以上の高齢者の場合には、運動の強度を問わず、身体活動を1週あたり10エクササイズ行うこと、具体的には横になったままや座ったままにならなければどんな動きでもよいので、身体活動を毎日40分行うことが推奨されています。

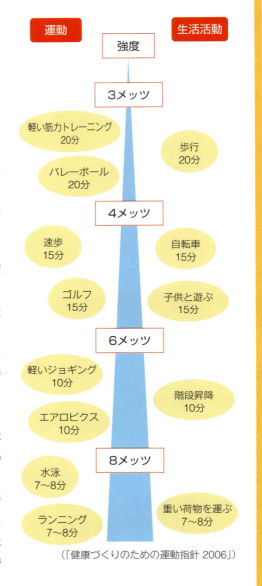

（「健康づくりのための運動指針2006」）

程度といわれています。

② ストレッチの種類

A 静的ストレッチ（スタティックストレッチ）

反動や弾みをつけずに、筋肉をゆっくりと伸ばす方法です。伸張反射を起こさないようゆっくりと時間をかけて行うことがポイントです。低強度で時間をかけて行う静的ストレッチは、ストレッチの最も安全な方法です。

B 動的ストレッチ（ダイナミックストレッチ）

動きを伴って行われるストレッチです。拮抗筋を繰り返し働かせて目的の筋肉を伸ばします。相反神経支配を利用したストレッチになります。ラジオ体操が代表例です。

③ 安全に効果的なストレッチを行うためのポイント

A 筋肉を温めてから行う

筋肉の柔軟性は筋温に左右されます。筋肉には筋温が高くなると伸びやすく、低くなると伸びにくくなるという性質があります。風呂上りにストレッチを行うとよいといわれるのもこの理由からです。

自動運動がある程度できる人であれば、ベッド上や座位で上下肢の軽い運動を行ってもらってからストレッチを行えばよいですし、自動運動ができないようなADLの低い患者さんであれば、ストレッチを行う関節を他動的に軽く動かしてからストレッチを行うようにしましょう。

B 目的とする関節の動作に集中する

ストレッチでは特定の関節を曲げたり伸ばしたりすることで筋肉の起始・停止を遠ざけます。このとき、目的とする関節以外の関節も同時に動いてしまうとストレッチの効果が十分発揮されなくなります。たとえば、僧帽筋上部線維や頭板状筋といった後頸部の伸筋群をストレッチする場合に、頸部を前屈方向にストレッチしていきますが、このときに上体もいっしょに前に倒してしまうと効果的なストレッチにはなりま

豆知識 ストレッチでは反動や弾みをつけない

ストレッチで、反動や弾みを付けずにゆっくり伸ばし、最終可動域付近で数十秒制止するとよいといわれるのは、伸張反射を抑制し、Ib抑制を誘発させるためなのです。

せん。ストレッチを行う関節以外はしっかり固定したまま伸ばす意識が大切です。

C 呼吸は止めずに行う

ストレッチを行う際、無意識に呼吸を止めてしまう人が多くいます。呼吸を止めた状態では筋肉に緊張が生じてしまうので、十分伸張させることができません。ストレッチを行っているときは、筋肉の弛緩が促進されるよう、ゆっくりと深く呼吸するよう意識しましょう。

D 伸ばす強度を意識する

ストレッチを行う際、痛みではなく筋肉の張りを目安にします。痛いくらい行わないと効果がないと思っている人もいるかもしれません。しかし、痛みが生じるまで筋肉が伸張されると、伸張反射が作用して筋肉は収縮しようと働き、逆効果になります。また、筋肉の断裂や損傷につながるリスクもあります。

基本的にストレッチは気持ちよく感じる張りまで伸ばし、そこでじっくり止めることが大切です。俗に"イタ気持ちいい"といいますが、高齢者の場合にはなるべく「イタ」は少なくするほうがよいでしょう。

E 伸ばす時間と回数

伸ばす時間についてはさまざまな報告があります。健常者のハムストリングスに15秒の静的ストレッチを10回行ったところ、膝関節伸展ROMはストレッチ前と比べて5回目までは有意に増加したが、最も増加したのは1回目だったとされます[17]。また、健常者の大腿四頭筋に静的ストレッチを、10秒、20秒、30秒、60秒の4種類行ったところ、30秒以上で関節可動域が有意に増加したとされます[18]。

つまり、ストレッチによる可動性の改善には一定以上の時間が必要であり、数回レベルで十分な効果が期待できるということになります。高齢者のリハビリとして行う

豆知識　スポーツの前に静的ストレッチは行わないほうがよい

ちなみに、一般的に、静的ストレッチを行うと一時的に筋力が低下するので、スポーツの前には静的ストレッチは行わないほうがよいといわれています。90秒以上のストレッチではそのような報告がありますが、10〜20秒程度の短時間のストレッチでは筋力低下の影響は少ないので問題ありません。

場合には10〜20秒程度、1、2回で十分だと考えています。

F｜頻度は多いほうがよい

　筋肉の回復時間を設ける必要のある筋力トレーニングと異なり、ストレッチは毎日行っても問題ありません。週2回以上を目安に行えればよいかと思います。

ウォーミングアップ

　ウォーミングアップとは、ご存じのように運動やトレーニングの前に行う軽い体操や、足慣らし、肩慣らしなどの準備運動のことです。身体や筋肉を温めて、その後の運動やトレーニングで身体をスムーズに動かせるように行うものです。とくに高齢者の場合には、筋肉の柔軟性が低下したり、筋肉と骨をつなぐ腱が硬くなったりしがちです。ウォーミングアップを行わずに急に負荷の高い運動や筋力トレーニングを行うと、筋肉や関節に大きなストレスがかかり怪我の原因となります。

　ウォーミングアップには、先ほど出てきた動的ストレッチが最適だといわれています。動的ストレッチを行う回数にはとくに決まりはありませんが、10〜15回程度を目安に、関節可動域の8割程度の範囲をリズミカルに動かすとよいでしょう。また、Ia抑制（相反抑制）を利用して行うストレッチなので、身体を動かす際に、なんとなく動かすのではなく、伸ばしたい筋肉の反対側の筋肉（拮抗筋）の力を使って動かすことがポイントになります。

　トレーニング前に下記の4つの運動で全身のウォーミングアップを行いましょう。立位で行うことがむずかしい人は座位で行います。

ウォーミングアップ①

肘回し（上半身のウォーミングアップ）

最初の姿勢
足は肩幅程度に開いて立つ。
両手の指先をそれぞれ両肩に軽く乗せる。
このとき、肘が開かないように注意する。

方　法
指先は肩に付けたまま、両肘を前方に引き上げ、さらに真上から後方へ大きく円を描くようなイメージで回す。逆回りも同様に、各10回ずつ行う。

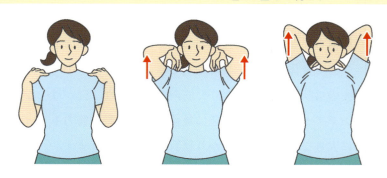

※肩甲骨と腕をリズミカルに大きく動かすことで、肩甲骨周囲の筋肉をほぐすことができます（→p.109）。

体幹の回旋（体幹のウォーミングアップ）

最初の姿勢
足は肩幅よりやや広めに開いて立ち、両手を胸の前で合わせ前方に伸ばす。

方　法
腰の位置はそのままの状態で、伸ばした両手をまっすぐに左方向へ伸ばす。腰は固定したまま、上半身だけを左方向にひねるイメージで行う。これを右側も同様に行い、左右交互に10往復行う。

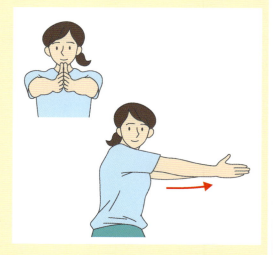

※肩を意識しながら、上半身を大きく左右にひねることで、腹部の筋肉をほぐします。

ウォーミングアップ②

骨盤の回旋（股関節のウォーミングアップ）

最初の姿勢
足は肩幅程度に開いて立ち、両手は腰に当てる。

方法
腰を右斜め前方へ移動させ、弧を描くように腰を前に突き出しながら左斜め前方へ動かしていく。さらに腹部を凹ませながら腰を後方へ動かし、元の位置へ戻る。大きく腰で円を描くイメージで行う。逆回りも同様に10回ずつ行う。

※腰を大きく回すことで、股関節まわりの筋肉をほぐします。

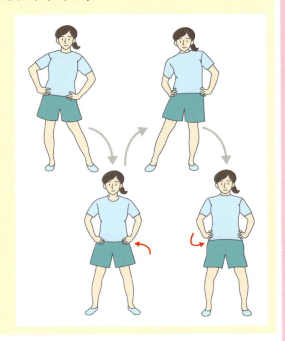

もも上げ行進（上下肢・全身のウォーミングアップ）

その場で行う上下肢を大きく動かす足踏み運動です。立って行うことがむずかしい人は、座って行う、座って行うことがむずかしい人は、臥位で歩く真似をするように上下肢を動かしましょう。ウォーミングアップとしては、30秒程度行えばよいですが、数分行えばウォーキング同様に効果的な有酸素運動となります。

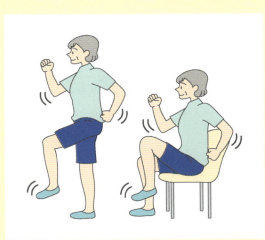

引用・参考文献

1) Morley,JE. Sarcopenia: diagnosis and treatment. J Nutr Health Aging. 2008, 12（7）, 452-6.

2) 厚生労働科学研究補助金（長寿科学総合研究事業）高齢者における加齢性筋肉減弱現象（サルコペニア）に関する予防対策確立のための包括的研究研究班. サルコペニア：定義と診断に関する欧州関連学会のコンセンサス—高齢者のサルコペニアに関する欧州ワーキンググループの報告—の監訳. 日本老年医学会雑誌. 2012, 49（6）, 788-805.

3) Chen,LK. et al. Sarcopenia in Asia: consensus report of the Asian Working Group for Sarcopenia. J Am Med Dir Assoc. 15（2）, 2014, 95-101.

4) 荒井秀典. "あなたの筋肉はどれくらい衰えている?". 寝たきりにならずにすむ筋肉の鍛え方. 東京, 河出書房新社, 2016, 25-9.

5) 福永哲夫. "トレーニングの基礎知識：運動強度". 貯筋運動指導者マニュアル：高齢者筋力トレーニング. 福永哲夫監修. 東京, 保健同人社, 2006, 62-7.

6) Tamura,F. et al. Tongue thickness relates to nutritional status in the elderly. Dysphagia. 2012, 27（4）, 556-61.

7) 福永哲夫. "基礎生理学：生活フィットネスの加齢変化". 貯筋運動指導者マニュアル：高齢者筋力トレーニング. 福永哲夫監修. 東京, 保健同人社, 2006, 44-55.

8) 曷川元. "臥床はどうして身体に悪いのか". 新しい呼吸ケアの考え方：実践!早期離床完全マニュアル. 東京, 慧文社, 2007, 12-20.

9) 日本リハビリテーション医学会編. "リハビリテーション部門における安全管理". リハビリテーション医療における安全管理・推進のためのガイドライン. 東京, 医歯薬出版, 2006, 6.

10) 國枝洋太ほか. 急性期脳梗塞患者における離床方法の変更が初回離床の中止に及ぼす影響. 理学療法科学. 2016, 31（1）, 2016, 157-61.

11) 三好正堂. "日本のリハビリテーションは問題だらけ". 間違いだらけのリハビリテーション. 東京, 現代書林, 2017, 42.

12) Hirschberg,GG. ほか. リハビリテーション医学の実際：身体障害者と老人の治療技術. 東京, 日本アビリティーズ協会, 1980, 258.

13) 三好正堂. 脳血管障害：早期のリハビリテーションから歩行まで. 診断と治療. 1986, 74（12）, 2478-82.

14) 福永哲夫. "トレーニングの基礎知識：トレーニングの原理・原則". 貯筋運動指導者マニュアル：高齢者筋力トレーニング. 福永哲夫監修. 東京, 保健同人社, 2006, 58-61.

15) 小林拓也ほか. 4週間の筋力トレーニングにおける負荷とセット数が筋力筋および筋量・筋内非収縮組織に与える影響. 第1回日本地域理学療法学会学術集会. 2015.

16) 竹井仁. "不良姿勢改善のための一般的指針". 正しく理想的な姿勢を取り戻す：姿勢の教科書. 東京, ナツメ社, 2015, 82-100.

17) Boyce,D. et al. Determining the minimal number of cyclic passive stretch repetitions recommended for an acute increase in an indirect measure of hamstring length. Physiother Theory Pract. 2008, 24（2）, 113-20.

18) Siatras,TA. et al. The duration of the inhibitory effects with static stretching on quadriceps peak torque production. J Strength Cond Res. 2008, 22（1）, 40-6.

C

嚥下の土台には、
こうアプローチしよう！

5 下肢・体幹には、こうアプローチしよう！

　嚥下リハビリの現場で、トロミ対応の必要性を繰り返し指導するものの、受け入れてくださらない患者さんやご家族がいらっしゃいます。評価するとむせが目立ち、慢性的に誤嚥があるのは確実。でも、こちらの心配をよそに、意外に肺炎を起こさずに経過していることも。そんな患者さんは、たいてい何とか歩行が可能だったり、大きな声が出せたり、むせ込んだときの咳がとても大きかったりするものです。

　また、逆にトロミ対応を徹底し食事形態を下げるなど安全性を第一にした結果、食欲が低下し、かえってADL低下や誤嚥性肺炎リスクの上昇を招いてしまうなんてこともめずらしくありません。

　高齢者の嚥下リハビリでは、食事環境については妥協案も提案しながら、誤嚥に負けない土台づくりに力を入れるパラダイムシフトが必要だと考えています。嚥下リハビリについてまとめた5〜8章は、実際のアプローチの順番を反映しています。いきなり「口腔」の運動を行うのではなく、まずは「下肢・体幹」などの"土台"から順に整える意識でアプローチしましょう。

嚥下リハビリの概念を覆す「起立−着席訓練」の効果

　嚥下リハビリの解説が「下肢・体幹」から始まることに驚かれる人も少なくないと思います。しかし、1章（→p.6）や4章（→p.55）でお伝えしたように、誤嚥性肺炎の治療や予防を考えるうえで、下肢を中心とした全身の筋力の維持・改善は、口腔へのアプローチに勝るとも劣らない重要性をもっています。

　それを実証しているのが、リハビリ専門医である三好正堂氏の「起立−着席訓練による嚥下障害の治療成績」の報告[1]です。脳卒中や肺炎患者に対するリハビリとして、急性期・回復期を問わずに「起立−着席訓練」を中心に行ったところ、「嚥下訓練」を特別に行わなくても、運動機能や体力の改善とともに嚥下障害の改善や肺炎の治癒の促進・予防につながったというものです（図1[2]、2[3]）。

　三好氏は、起立−着席訓練で嚥下障害が改善した理由について、健側（非麻痺側）

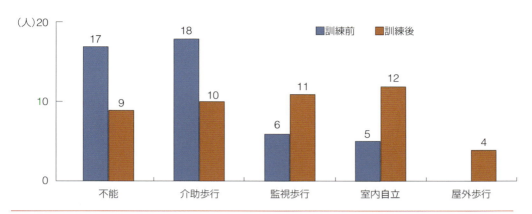

図1　起立−着席訓練のADL改善効果

三好正堂．"日本のリハビリテーションは問題だらけ"．間違いだらけのリハビリテーション：健康長寿．東京，幻冬舎，2015，12-5．より作成

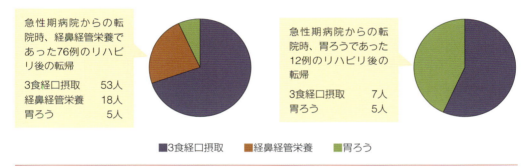

図2　起立−着席訓練の摂食嚥下機能への効果

三好正堂ほか．脳卒中後嚥下障害のリハビリテーション：水飲みテストだけで評価し，起立訓練により改善．総合リハビリテーション．40（7），2012，1021-8．より作成

を強化したことによる「体力の改善」を挙げています。従来のリハビリでは、麻痺側の治療に時間をかけることで健側の廃用を生じさせ、また下肢の運動も不足しがちになります。一方、起立−着席訓練を行うと、健側だけでなく麻痺側の下肢でも筋活動を得られ、全身の筋活動・運動につながります。これが廃用症候群からの脱却になることで体力・気力の回復をもたらし、嚥下や呼吸の改善につながったと考えると述べています。

　報告のなかで「嚥下訓練は行わず」とありますが、口腔ケアや食事姿勢・形態の調整などは当然行っており、いわゆる「口腔のリハビリ」を行っていなかったと思われます。口腔のリハビリが不要というわけではなく、併用することでより改善を認めたのではないかと考えます。私自身、日々の臨床のなかで「嚥下の土台からアプローチ

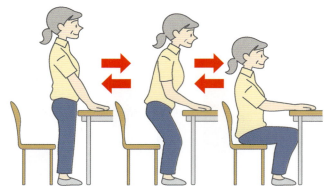 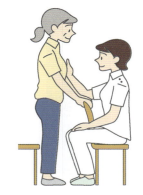

　　　　a：患者さんが1人で行う方法　　　　　　　　b：介助者がサポートする方法

図3　起立－着席訓練

三好正堂. "万能のリハビリ「起立－着席訓練」とは？". 図解 脳卒中：家庭でできる簡単リハビリ. 東京, 実業之日本社, 2014, 96-118. より作成

すること」の重要性を感じ実践していましたが、この報告内容に勇気と自信を与えてもらったのを覚えています。

　「たとえ誤嚥しても肺炎を防ぐ体力自体を向上させていく」、そのヒントが「起立－着席訓練」にあるのではないでしょうか。

起立－着席訓練とは

　起立－着席訓練とは、その名のとおり、立ったり座ったりを繰り返す運動です。「立ち上がり訓練」や「起立訓練」とよばれたりしますが、座るときの筋活動も非常に重要なので、「起立－着席訓練」としています。

　方法は、あえて説明する必要のないようなシンプルなものです(図3)[4]。

❶まず、椅子に座って前の手すりを持ちます。
❷身体を前方に傾け、両側下肢に均等に体重をのせます。片麻痺の場合は非麻痺側下肢に体重をのせます。そして、「イチ、ニー、サン、シー、ゴー」と言いながら、3～5秒かけてゆっくりと立ち上がります。
❸立ち上がったらすぐに、また「イチ、ニー、サン、シー、ゴー」と言いながら、3～5秒かけてゆっくりと座ります。これを繰り返すだけの運動です。

　基本の座位姿勢は股関節・膝関節が90°屈曲位としますが、高齢患者さんでは下肢

の筋力低下が目立つ人が多いので、クッションを厚くしたり、ベッドを高くしたりして膝関節を120°以上の鈍角にするなど調整します。図3[4]bのように、手すりの代わりに椅子を前後逆にして、介助者が座ってサポートする方法もよいでしょう。

　運動のスピードは、1分で6回、つまり10秒で1回のペースを基本としますが、筋力や心臓・呼吸の状態に応じて3～4回に減らすなどして、適宜、調整します。筋力・筋持久力に応じて、1セットを10回→20回→30回などと上げていきます。1分間に6回のペースだと5分で30回になります。数分の休憩をはさんで複数回のセットを行うことで、かなりの回数・運動量になります。

　「起立−着席訓練」に関する別の報告では、施設入所中の虚弱な80代女性20人に対し、6秒に1回のペースで最大持続時間の50％を1日に5セット、1週間に4日、2か月間行った結果、筋力・筋持久力や歩行能力が増大したとしています。この報告では、2週間に1回、最大持続時間をはかり訓練量を漸増させることで、訓練開始時に約5分（約50回）だった最大持続時間が、2か月後には約12分（約120回）に改善しました。

　この起立−着席訓練の効果は、動作別の筋電図（図4[5]、5[6]）をみると一目瞭然です。

　図4[5]は、頸部後筋、頸部前筋、背筋、腹筋、大腿直筋（膝を伸ばす筋）、大腿二頭筋（膝を曲げる筋）、前脛骨筋（足首を上げる筋）、腓腹筋（足首を下げる筋）の、それぞれの筋肉の動作中の筋活動量を筋電図で調べたものです。この図から、座位や立位では筋活動がほとんどないこと、歩行では背筋、膝伸筋、膝屈筋の運動が少ないこと、起立−着席訓練や階段昇降は全体的に筋活動が活発であることがわかります。

　図5[6]は、片麻痺患者の頸部屈筋・伸筋、背筋、腹筋の動作中の筋電図で、健側と麻痺側の筋活動量を比べたものです。この図からは、やはりギャッチアップ座位や座位保持訓練では筋活動量はわずかしかないこと、起立−着席訓練では頸伸筋や背筋の健側・麻痺側両方に強い筋活動がみられることがわかります。以前は、座位保持できなければ立位はとれないとされ、座位保持訓練に時間をかける傾向がありましたが、現在は、起立−着席訓練のほうが、より効率的に筋活動を起こさせるという観点のもと、むしろ座位訓練を飛ばして起立−着席訓練を行うことが有効とされています。この筋電図をみると、座位バランス不良の人に起立−着席訓練を繰り返していると、短期間に座位保持が可能になる理由もわかると思います。

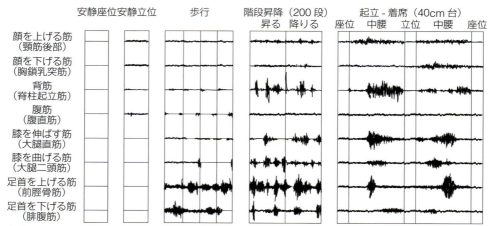

頸部筋、背筋、膝伸筋、膝屈筋、足背屈筋、足底屈筋などから得られた筋電図を見ると、階段訓練と起立－着席運動で活動が最も高く、座位、立位ではほとんど活動がないことがわかる。歩行では背筋、膝伸筋、膝屈筋の活動が少ない。

図4　表面筋電図によるいろいろな運動の筋活動

三好正堂．"自宅でカンタンにできる「起立－着席訓練」"．間違いだらけのリハビリテーション．東京，幻冬舎，2015，69．より引用

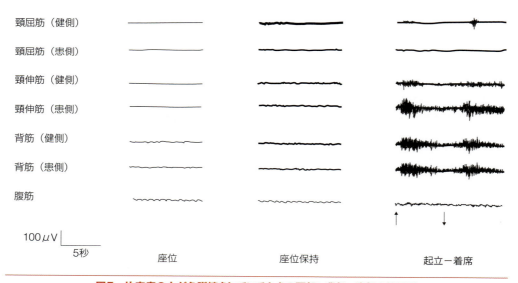

図5　片麻痺の人が各訓練をしているときの頸部・背部・腹部の筋活動

三好正堂．"「起立－着席訓練」だけやればOK？"．図解 脳卒中：家庭でできる簡単リハビリ．東京，実業之日本社，2014，101．より引用

　また、「脳卒中治療ガイドライン」(2015、日本脳卒中学会)でも、歩行障害に対するリハビリとして、「起立－着席訓練や歩行訓練などの下肢の筋力訓練の量を多くすることは、歩行能力の改善のために強くすすめられる（グレードA）」とされています。

以上のことから、座位保持訓練や立位保持訓練はよく行われますが、筋力強化作用は小さく、また歩行訓練も筋力強化の視点からみると起立ー着席訓練に比べてレベルの低い運動だといえます。そして、高齢者や急性期の人では階段昇降の実施がむずかしい現状から考えるとベッドサイドで安全に行え、全身の筋力強化につながりやすい起立ー着席訓練は非常に効率がよいことがわかります。移乗や歩行などADL改善に結びつきやすいだけでなく、食事環境を妥協案で対応しなければならない場合（たとえば、濃いトロミを嫌がるため、誤嚥のリスクはあるものの薄いトロミで対応しなければならない、など）や、認知症で口腔へのアプローチがむずかしい場合など、誤嚥に負けない土台づくりという面から嚥下リハビリとして起立ー着席訓練を積極的に取り入れることをおすすめします。

豆知識 **起立ー着席訓練とメッツ**（→ p.68）

　起立ー着席訓練は、1分間に6回のスピードで行うと3メッツ（ただし片麻痺患者では2.5メッツ）、1分間に4回のスピードで行うと1.6〜2.4メッツの身体活動量になります。

　1分間に6回ペースの起立ー着席訓練を、65歳以上の高齢者に推奨される1週間で10エクササイズにあてはめた場合、どれくらい行えば達成できるでしょうか。10エクササイズは1週間で20分の起立ー着席訓練を10回分行うことに相当するので、1日あたり約30分。5分を1セットとした場合、朝・昼・夕と2セットずつ毎日行えば、達成できる計算になります。1セットで計30回なので、1日で計180回の起立ー着席訓練になります。

　64歳以下に推奨される運動量は1週間で23エクササイズなので、もちろん身体機能に合わせて量を増やせるに越したことはありませんが、無理なく継続していくほうが大事だと思います。

下肢・体幹の機能解剖

　この項では、座位姿勢や起立－着席訓練を中心とした下肢・体幹の運動に必要な内容に絞って、機能解剖を確認します（図6）。

　骨盤は、仙骨および尾骨と2つの寛骨からなります。それぞれの寛骨は腸骨、坐骨、恥骨の3つの骨が癒合して形成されています。寛骨の外側にある寛骨臼に、大腿骨の頭がはまり込む形で臼関節である股関節を形成しています。

　大腿骨は、身体のなかで最も長く、重い強靱な骨です。上端の球状の大腿骨頭は、長い大腿骨頸によって、斜め内側に傾いてついています。大腿骨頸の付け根には、上方に大転子、下方に小転子という突起があり、下肢の筋付着部となっています。大腿骨遠位は脛骨近位と関節でつながり、蝶番関節である膝関節を形成しています。

　下腿は、脛骨と腓骨の2本の骨からできています。脛骨は太さの面でも機能面でも主として働きます。腓骨は脛骨の外側に寄り添う鉛筆よりやや太い程度の骨で、骨折してもあまり重大な障害を起こさないとされています。腓骨の一部を切り取って移植の材料にすることもあるくらいです。

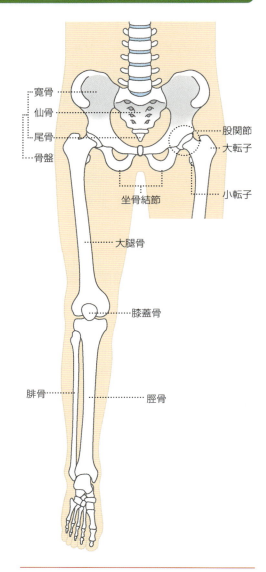

図6　骨盤と下腿の骨

骨盤を触診してみよう！

骨盤の傾きによって脊柱や頭頸部のアライメントが変化します。座位姿勢の評価のポイントとなる骨盤の位置を確認しましょう。

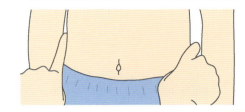

①腸骨稜
ウエストのくぼみに人差し指を当て、手を下に下げると腸骨稜に当たる。

③上後腸骨棘
腸骨稜の後端の浅いところにある。厚い組織に囲まれた小さなこぶのような感触をしており、上前腸骨棘のようにはっきりとは触れにくいことがある。

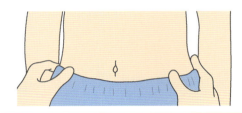

②上前腸骨棘
人差し指を腸骨稜に当て、母指を外転させて前方に移動させると触れる突起。

④坐骨結節
骨盤の最下面に位置し、丸みを帯びた形状をしている。座位時に殿部の下に手を入れると、肛門の左右でグリグリとした骨の突起に容易に触れることができる。
普通の座位姿勢では坐骨結節に体重が載り、尾骨・仙骨は座面に接触しないが、すべり座りや骨盤後傾位では、坐骨結節ではなく尾骨・仙骨に体重がかかる。

豆知識　歩行時の腸腰筋・大殿筋の働き[7]

　股関節屈曲に働く腸腰筋は、歩行時の、脚が体幹の後ろにあるとき、つまりこの筋が伸ばされているときに働いています。腸腰筋の筋力低下があると、この状態を保つことができなくなるので、歩幅を大きくすることができません。体幹に対して脚を後方にもっていけなくなると、膝関節や足関節が伸びづらくなり、体幹や股関節が屈曲した不良姿勢につながりやすくなります。

　一方、股関節伸展に働く大殿筋は、歩行時の、脚が体幹の前方にあるとき、つまりこの筋が伸ばされているときに働いています。大殿筋の筋力低下があると、体幹に対して脚を大きく前に振り出すことができません。そうすると、歩幅が小さくなるとともに、歩行時に体重が後ろに残るようになり、体幹が屈曲した円背につながりやすくなります。

骨盤の傾きから座位姿勢を評価しよう

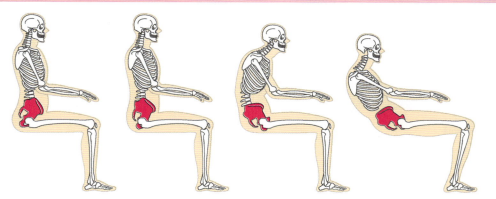

骨盤前傾位　　骨盤中間位　　骨盤後傾位　　すべり座り

①前額面
腸骨稜と上前腸骨棘を触診し、左右の高さを比較する。土台である骨盤に左右の高さの違いがあると、その上にある脊柱や頭頸部はすべて不安定になり傾いてしまう。

②矢状面
骨盤の中間位とは、上後腸骨棘と上前腸骨棘を結んだ線が水平線に対して10〜15°前方に傾斜した状態。骨盤がこれより前方に傾けば前傾、後方に傾けば後傾となる。
　高齢者でよくみられる骨盤の後傾位は、肩や体幹の可動域に大きく影響する。
- 骨盤後傾位では脊柱が屈曲し、肩甲骨が外転するため、上肢を挙上したり、体幹回旋動作を行うと可動域が制限される。
- 肋骨の間に指を置いた状態で、上肢を挙上させた際の肋間の広がり具合も、骨盤中間位と後傾位では違う。胸郭の動き・呼吸機能に脊柱や骨盤が大きく関係していることがわかる。

③水平面
座位時の膝の前後位置を診ることで、骨盤の傾きをチェックできる。膝の位置に前後差がある場合は、脊柱の側弯を伴う場合が多くなる。脊柱のねじれやゆがみを修正するためには、まず土台である骨盤を修正する。下から上へ修正していく意識が大切である。

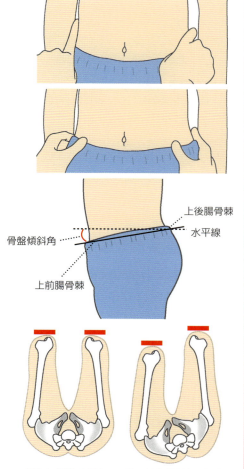

上後腸骨棘
水平線
骨盤傾斜角
上前腸骨棘

正しい姿勢の場合　　膝に前後差がある場合

下肢・体幹の筋肉①

腸腰筋

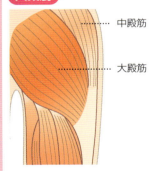

腸腰筋
- 大腰筋
- 腸骨筋

鼠径靱帯　小転子　筋裂孔

腸骨筋
- ●起始：腸骨上縁・腸骨窩
- ●停止：大腿骨小転子
- ●作用：股関節の屈曲、外旋

大腰筋
- ●起始：腰椎椎体・第1～4腰椎肋骨突起
- ●停止：大腿骨小転子
- ●作用：股関節の屈曲、わずかな外旋

- ●腸腰筋は腸骨筋・大腰筋の総称で、股関節屈曲の主力筋。
- ●起始・停止の位置からわかるように、腸腰筋は、体幹が固定されている場合には大腿を前方に持ち上げ（股関節屈曲）、下肢を固定している場合には体幹を前屈させ、脊柱・骨盤と大腿骨の位置関係を決める重要な筋肉である。
- ●歩行や起き上がり動作、脊柱のS字カーブの維持など、重要な働きを担っている。

大殿筋

中殿筋
大殿筋

大殿筋
- ●起始：腸骨翼後部、仙骨後面外側縁、仙結節靱帯
- ●停止：腸脛靱帯、大腿骨殿筋粗面
- ●作用：股関節の伸展（とくに屈曲位からの伸展）・外旋、膝関節の伸展

- ●股関節伸展の主力筋で、腸腰筋の拮抗筋。
- ●仙骨と大腿骨をつなぎ、体幹と下肢の位置関係を決める。
- ●股関節伸展は立ち上がり動作の主動作であり、大殿筋の筋力低下は寝たきりになるかどうかのカギ。

C

5　下肢・体幹には、こうアプローチしよう！

MEMO

87

下肢・体幹の筋肉②

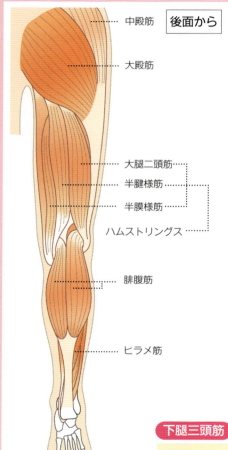

後面から
- 中殿筋
- 大殿筋
- 大腿二頭筋
- 半腱様筋
- 半膜様筋
- ハムストリングス
- 腓腹筋
- ヒラメ筋

ハムストリングス

大腿二頭筋
- ●起始：坐骨結節（長頭）、大腿骨粗線外側唇（短頭）
- ●停止：腓骨頭
- ●作用：膝関節の屈曲、膝屈曲時に下腿を外旋、股関節の伸展

半腱様筋
- ●起始：坐骨結節
- ●停止：脛骨上端・脛骨粗面
- ●作用：膝関節の屈曲、膝屈曲時に下腿を内旋、股関節の伸展

半膜様筋
- ●起始：坐骨結節
- ●停止：脛骨上端内側顆
- ●作用：膝関節の屈曲、膝屈曲時に下腿を内旋、股関節の伸展

- ●ハムストリングスは、大腿二頭筋と半腱様筋、半膜様筋の総称。
- ●股関節と膝関節をまたぐ二関節筋であり、膝関節屈曲の主動筋でありながら、股関節の伸展にも大きく関与している。
- ●起立−着席訓練では、立ち上がりの際には股関節伸展動作に、座る際には膝関節屈曲動作に働く。
- ●ハムストリングスの短縮は骨盤後傾の原因となり、座位姿勢に大きな影響を与えるため、ストレッチによる予防が重要。

下腿三頭筋

腓腹筋
- ●起始：大腿骨内側上顆および外側上顆
- ●停止：踵骨隆起
- ●作用：足関節の底屈、膝関節の屈曲

ヒラメ筋
- ●起始：腓骨外側稜上部、脛骨内側縁、ヒラメ筋腱弓
- ●停止：踵骨隆起
- ●作用：足関節の底屈

- ●下腿三頭筋は腓腹筋（二頭筋）とヒラメ筋の総称。筋線維が短く密集した羽状筋という構造で、筋肉の体積のわりに強大な力を発揮する。腓腹筋は膝関節と足関節をまたぐ二関節筋で、足関節の底屈と膝関節の屈曲に働き、単関節筋であるヒラメ筋は足関節底屈にのみ働く。
- ●「第二の心臓」ともよばれており、下半身の静脈還流に大きくかかわる筋ポンプ作用がある。廃用症候群による起立性低血圧や静脈血栓を予防するためにも足関節のトレーニングが重要。
- ●寝たきりや下肢の痙性麻痺などで下腿三頭筋の緊張が高い状態が続くと内反尖足を生じてしまうため、ストレッチなどで伸張性を維持することも重要。

下肢・体幹の筋肉③

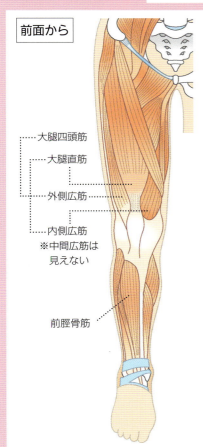

前面から

- 大腿四頭筋
- 大腿直筋
- 外側広筋
- 内側広筋
  ※中間広筋は見えない
- 前脛骨筋

大腿四頭筋

大腿直筋
- 起始：下前腸骨棘、寛骨臼上縁
- 停止：脛骨粗面（脛骨上端）
- 作用：膝関節の伸展、股関節の屈曲

内側広筋・外側広筋・中間広筋
- 起始：大腿骨体
- 停止：脛骨粗面（脛骨上端）
- 作用：膝関節の伸展

- 大腿の前部にある大型の筋肉で、大腿直筋・内側広筋・外側広筋・中間広筋の総称。膝関節の伸展作用があり、膝の安定性に最も寄与している。
- 加齢や廃用によって最も衰えやすい筋肉の一つ。大腿四頭筋が筋力低下を起こすと膝が不安定になり、膝折れや転倒のリスクが非常に高くなる。
- 大腿直筋は股関節・膝関節をまたぐ二関節筋なので、単関節筋であるほかの3つの筋と異なり、股関節屈曲にも働く。
- 内側広筋は「スクリューホームムーブメント」※という、膝の安定性を強める重要な働きをもつ。膝関節伸展動作時、膝が完全に伸展する直前に、実は脛骨が外旋している。このことは、座位で膝関節上部の内側を触りながら膝伸展動作を行うと、最終伸展域の直前にギュッと内側広筋が収縮し、下腿が少し外側に捻れるのがわかる。

※立位時に全体重がかかる膝関節が折れてしまわないように、最後に下腿を外旋させ、ネジを締め込むようロックする機能が働いており、この作用を「スクリューホームムーブメント」という。

前脛骨筋
- 起始：脛骨の外側面、下腿骨間膜
- 停止：内側楔状骨、第1中足骨底
- 作用：足関節の背屈、足の内返し、足底のアーチの維持

- 下腿の前面上部の盛り上がりをつくる筋肉で、最も強力な背屈筋。
- 歩行時の遊脚相（足指が地面を離れて振り出されているとき）で下垂足にならないよう、足関節を背屈位に保つ。

下肢・体幹の筋肉④

脊柱起立筋

- 背部の最も深層にあり、骨盤から頭蓋にかけて垂直に走る大きな筋群。外側から腸肋筋、最長筋、棘筋がある。
- 3つの筋が協働すると、体幹を伸展、片側のみが収縮すると体幹を側屈、腹筋とともに働くと体幹を回旋させる。
- 主要な抗重力筋であり、立位や座位といった姿勢の保持や脊柱の安定化に重要な役割を果たす。

嚥下の土台からアプローチしよう！　①下肢・体幹

　高齢者の体力レベルは非常に個人差が大きいものです。そこで、ここでは筋力に応じて実施できるよう、座位・立位・臥位で行うリハビリ方法を紹介します。対象患者さんの運動プログラムに座位、立位のどちらを選択するかは、「椅子からの立ち上がり動作」が手の支えなしで無理なく行えるかどうかを参考にするとよいでしょう。冒頭で解説した「起立－着席訓練」は、全身の筋活動になるため、座位・立位どちらの運動プログラムでも取り入れてください。何か1種目だけ運動を行うのであれば、「起立－着席訓練」をおすすめします。ここではそれ以外の運動を紹介していきます。

　どの運動にも共通しますが、筋力トレーニングでは求心性収縮だけでなく遠心性収縮を意識することが大切です。また、対象とする筋肉を意識しながら行うために、自分でその筋肉に触れながら行うとよりよいでしょう。

座位レベルでの筋力トレーニング①

①膝伸ばし（大腿四頭筋）

最初の姿勢
- よい姿勢で椅子に座り、膝は握りこぶしが一つ挟める程度に開く。
- 手は大腿の上に置くか、椅子の座面をつかむ。

方法
上体はよい姿勢を保ったまま、足関節を背屈させた状態で、下腿が大腿の高さまで上がるようしっかりと膝関節を伸展させる。

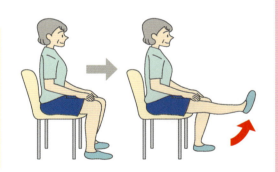

※速く行うのではなく、息を吐きながらゆっくり上げて、ゆっくり下ろすことが大事。1、2秒でもいいので、膝伸展位でキープするとより効果的。

膝に痛みがある場合

最初の姿勢
- 仰臥位になり、膝下にクッションやタオルを挟む。

方法
膝関節を伸展させ、膝の後ろと床で挟んだクッションなどを押しつぶし、その状態を10〜20秒程度キープする。

※等尺性収縮を利用した運動なので、変形性膝関節症などで運動時に痛みが出やすい人にも行うことができる。
※足関節は背屈位でまっすぐ上を向けた状態で行うことが基本。股関節を外旋させた状態で行うと、内側広筋を優位に働かせることができる。逆に内旋して行うと、外側広筋が優位に働く。

座位レベルでの筋力トレーニング②

②もも上げ（腸腰筋）

最初の姿勢
- よい姿勢で椅子に座り、足は肩幅に開く。手は椅子の座面をつかむ。

方法
上体はよい姿勢を保ったまま、股関節を屈曲させて大腿をゆっくり上げ、ゆっくり下ろす。
※筋力低下があると体幹が後傾したり、股関節が外旋したりしがちだが、効率よく腸腰筋を収縮させるために、腹筋・背筋にも力を入れて脊柱をまっすぐに保ち、大腿をまっすぐ上に挙げる。

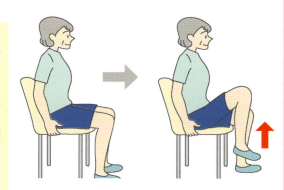

④かかと上げ（下腿三頭筋）

最初の姿勢
- よい姿勢で椅子に座り、足は肩幅に開く。手は椅子の座面をつかむ。

方法
上体はよい姿勢を保ったまま、踵をゆっくり上げたり下げたりする。

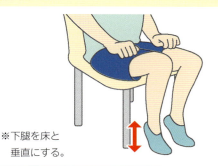

※下腿を床と垂直にする。

⑤つま先上げ（前脛骨筋）

最初の姿勢
- よい姿勢で椅子に座り、足は肩幅に開く。手は椅子の座面をつかむ。

方法
片方の足を伸ばし、上体はよい姿勢を保ったまま、つま先をゆっくり上げたり下げたりする。

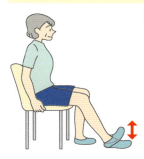

※膝を伸ばすのは、歩いている状態に近づけるため。歩く際につま先がしっかり上げられる筋力をつけることは、歩行能力の向上や転倒予防につながる。

⑥座位での上体起こし（腹直筋）

最初の姿勢
- 足は肩幅に開き、椅子に浅く腰掛ける。手は胸の前で組むか、腹部にそえる。顎をひいて、背中を丸めたまま背もたれにもたれる。

方法
- 息を吐きながら腹部をへこませ、へそをのぞき込むように前傾する。
- 顎を引いたまま、ゆっくりと元の姿勢に戻る。

※背中を丸めたまま、腰をそらさない。起き上がるときに息を吐き、戻るときに吸う。

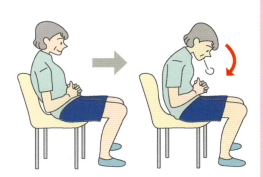

立位レベルでの筋力トレーニング

①もも上げ（腸腰筋）

最初の姿勢
- 足は肩幅に開き、つま先と膝を同じ向きに向ける。
- 手は椅子（または机）に添え、目線を前に向ける。

方法
よい姿勢を保ったまま、片足ずつ大腿部を持ち上げる。大腿が床と平行になるくらい、しっかりと股関節を屈曲させ、上げた足はゆっくりと下ろす。

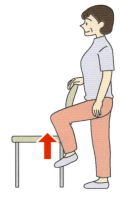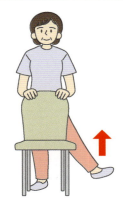

※高く上げる必要はない。上げる足のつま先と膝が、外側や内側に向かないよう前に向ける。

②横への足上げ（中殿筋・小殿筋）

最初の姿勢
- 足は肩幅に開き、つま先と膝を同じ向きに向ける。
- 手は椅子（または机）に添え、目線を前に向ける。

方法
片足に重心を移し、バランスが取れたらもう一方の足を床から浮かせ、側方に挙げる。

③かかと上げ（下腿三頭筋）

最初の姿勢
- 足は肩幅に開き、つま先と膝を同じ向きに向ける。
- 手は椅子（または机）に添え、目線を前に向ける。

方法
よい姿勢を保ったまま、つま先立ちになる。その後、踵をゆっくり元に戻す。

※つま先と膝は正面を向ける。余裕があれば片足で行ってもよい。

④スクワット（大殿筋・大腿四頭筋・ハムストリングス）

最初の姿勢
- 足は肩幅に開き、つま先と膝を同じ向きに向ける。
- 手は椅子（または机）に添え、目線を前に向ける。

方法
椅子に腰かけるようなつもりで、息を吐きながらゆっくりと尻を下げ、吸いながらゆっくりと元に戻す。

※膝をつま先より前に出るように屈曲させると、膝関節への負担が大きい。上体を軽く前傾させ、上体と下腿が平行になるイメージで行う。
※正しい姿勢で行うことで、大殿筋、ハムストリングス、大腿四頭筋をバランスよく使うことができる。

⑤床からの上体起こし（腹直筋）

最初の姿勢
- 仰臥位になり、足は肩幅に開き、膝は90°に曲げる。手は胸の前で組むか、腹部に添える。

方法
- 息を吐きながら腹部をへこませ、へそをのぞき込むように起き上がる。
- 顎を引いたまま、ゆっくりと元の姿勢に戻る。

※筋力が十分でない場合は、少しキャッチアップしたり、背中の下に座布団を入れるなどして、負荷を軽くする。
※背中を丸めたまま、腰をそらさない。

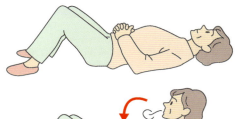
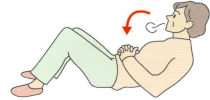

臥位でできる筋力トレーニング

①ブリッジ（大殿筋・脊柱起立筋）

最初の姿勢
- 仰臥位で肩幅程度に両足を広げ、両膝を立てる。

方法
- 両足底を地面に押しつけるようにして、ゆっくりと殿部を挙上させ、ゆっくりと下ろす。

※大殿筋や脊柱起立筋に左右差があると、崩れた姿勢になりがちなので、まっすぐ真上に殿部を上げるよう意識してもらう。

※通常は膝関節90°屈曲位で行う。屈曲角度を深くすると大殿筋がより優位に、屈曲角度を浅くするとハムストリングスが優位な筋活動となる。

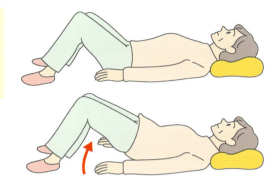

②下肢挙上（大腿四頭筋）

最初の姿勢
- 仰臥位で、運動するほうの下肢は膝を伸ばし、もう一方の下肢は膝を立てる。

方法
- 膝伸展、足関節背屈状態から、ゆっくりと下肢を15〜20cm挙上させ、ゆっくりと下ろす。

※反対側の膝を立てておくことで、骨盤後傾位となり運動時の腰への負担を軽減できる。

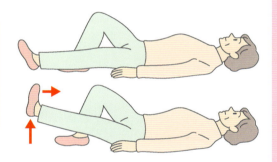

③つま先上げ（前脛骨筋）

最初の姿勢
- 仰臥位で、枕で頭を少し上げた状態で、つま先が見えるようにする。
- 膝関節は痛みのない範囲で伸ばした状態で行う。

方法
- 足先をゆっくりとしっかり頭側に引き上げ、ゆっくり戻す。

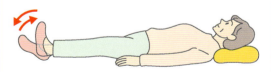

ストレッチ①

①下腿三頭筋

最初の姿勢
- 仰臥位になってもらう。
- 介助者は踵を包み込むように把持し、前腕を患者さんの足底に接地させる。

方法
- 足関節を背屈させるように、足底に当てた前腕をゆっくりと倒していく。

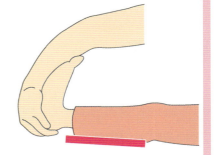

※ストレッチ時に膝関節が過伸展にならないよう、膝下に丸めたタオルなどを入れるとよい。
※膝関節伸展位で行えば、二関節筋である腓腹筋のストレッチとなり、膝関節屈曲位で行えば、単関節筋であるヒラメ筋のストレッチとなる。

②ハムストリングス

最初の姿勢
- 椅子座位で、片膝をまっすぐに伸ばし、足関節を背屈させる。

方法
- 骨盤を前傾させるように、体幹をゆっくり前方に倒していく。ハムストリングスに軽い伸張感が出たところでキープする。

③腸腰筋

最初の姿勢
- ベッド上で仰臥位になる。

方法
- 股関節伸展位になるように、ストレッチしたいほうの下肢をベッドから出して下垂させる。

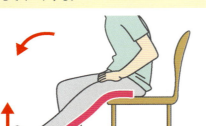

※仰臥位でストレッチしたい腸腰筋と逆の足を深く屈曲させる方法もあるが、痙性や変形性股関節症で深い股関節屈曲位が困難な人にはこの方法が効果的。

④体幹（下部）

最初の姿勢
- 仰臥位で両膝を立てる。
- 上肢は90°程度まで大きく外転させる。

方法
- 頭・肩・腰が床面から離れないようにゆっくりと膝を片側へ倒していく。

※勢いをつけて倒すのではなく、足の重みだけを利用してストレッチする。

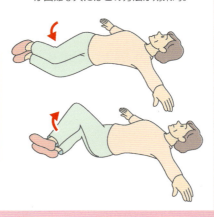

頸椎の構造

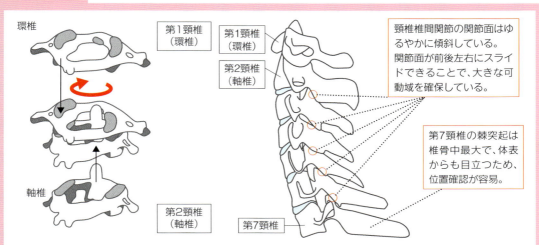

> 頸椎椎間関節の関節面はゆるやかに傾斜している。関節面が前後左右にスライドできることで、大きな可動域を確保している。

> 第7頸椎の棘突起は椎骨中最大で、体表からも目立つため、位置確認が容易。

①第1頸椎（環椎）

特徴
- 外側塊という2個の骨を、前後のアーチでつないだリングのような形をしている。
- ほかの椎骨と異なり椎体や棘突起がない一方、頸椎のなかで最も大きな横突起がある。
- ちょうど卵置きのような役割をして、頭蓋骨と脊柱をつなぐ唯一の関節である環椎後頭関節を形成している。
- 外側塊の下部で、軸椎の上関節突起と外側環軸関節を形成している。

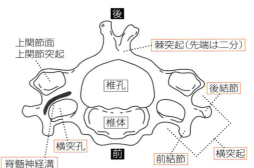

②第2頸椎（軸椎）

特徴
- 歯突起とよばれる丈夫な垂直の軸とその基盤となる高い椎体が特徴。
- 軸椎の棘突起は幅が広く大きいので、ほかの頸椎に比べ比較的触診が容易。
- 歯突起がリング状の環椎の前方のアーチに差し込まれ、正中環軸関節を形成する。

③第3〜7頸椎

特徴
- ほぼ同一の形態をしている典型的な頸椎。
- 第3頸椎から第7頸椎の棘突起は下位にいくほど大きくなり、第7頸椎は棘突起が頸椎のなかで最も大きいので隆椎とよばれる。
- 椎間関節面は約45°傾斜した屋根板のような向きをしており、前後左右に滑らかにスライドすることができる。

頸椎の各椎間関節の可動域

関節名	屈曲／伸展＝合計	回旋　右／左＝合計	側屈　右／左＝合計
頸椎全体	60／50＝約110°	60／60＝約120°	50／50＝約100°
環椎後頭関節	5／5＝10°	極小範囲	約5°（左右合計）
環軸関節	5／5＝10°	約50°（左右合計）	極小範囲
下位頸椎	50／40＝約90°	約60°（左右合計）	約90°（左右合計）

頸部前面・側面の筋肉

前面から

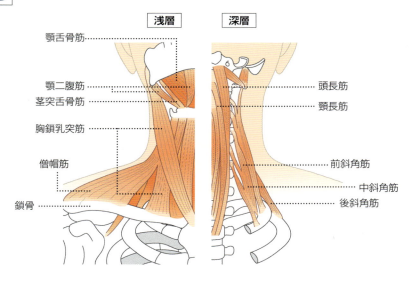

①胸鎖乳突筋

- 起始：胸骨柄の上端および鎖骨内側端
- 停止：側頭骨乳様突起

作用
- 両側が収縮すると首の前方突出。また後頭部の軽度後屈
- 一側が収縮すると反対側への回旋
- 一側が収縮すると同側への側屈
- 停止が固定されると胸骨・鎖骨の挙上（呼吸補助）

③斜角筋

前斜角筋
- 起始：C4〜6頸椎横突起前結節
- 停止：第1肋骨

中斜角筋
- 起始：C2〜7頸椎横突起
- 停止：第1肋骨

後斜角筋
- 起始：C4〜6頸椎横突起
- 停止：第2肋骨

作用
- 両側が収縮すると頸部を軽度前屈
- 一側が収縮すると同側を軽度回旋して側屈
- 頸部が固定されると肋骨の挙上、胸郭を拡大（呼吸補助）

②椎前筋（頭長筋・頸長筋）

頭長筋
- 起始：頸椎（C3〜6）横突起前結節胸椎椎体前面
- 停止：後頭骨底の大孔の前方

作用
- 両側が収縮すると頸部を軽度前屈
- 一側が収縮すると同側に側屈

頸長筋
- 起始：C3〜5頸椎横突起、頸椎（C5〜7）椎体
- 停止：C2〜4頸椎椎体、C6〜7頸椎横突起

作用
- 両側が収縮すると頸部を軽度前屈
- 一側が収縮すると同側に側屈

※頸部前面の舌骨筋群は、頸部屈曲に関しての補助筋でもあるため、8章（→p.132）で詳しく解説しています。

頸部後面の筋肉

後面から

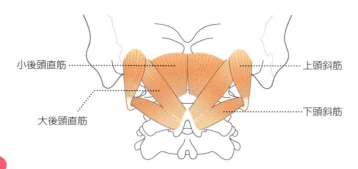

小後頭直筋 ／ 大後頭直筋 ／ 上頭斜筋 ／ 下頭斜筋

①後頭下筋群

大後頭直筋
- 起始：C2（軸椎）の棘突起
- 停止：後頭骨の下項線の外側部
- **作用**
- 両側が収縮すると頭部を後屈
- 一側が収縮すると頭部を同側に回旋あるいは側屈

小後頭直筋
- 起始：C1（環椎）の後結節
- 停止：後頭骨の下項線の内側部
- **作用**
- 両側が収縮すると頭部を後屈
- 一側が収縮すると頭部を同側に回旋あるいは側屈

上頭斜筋
- 起始：C1（環椎）の横突起
- 停止：後頭骨の下項線の外方
- **作用**
- 両側が収縮すると頭部を軽度後屈
- 一側が収縮すると頭部を同側に回旋

下頭斜筋
- 起始：C2（軸椎）の棘突起
- 停止：C1（環椎）の横突起
- **作用**
- 頭部の回旋

③頭半棘筋・頸半棘筋

頭半棘筋
- 起始：C3〜T8椎骨の横突起
- 停止：後頭骨上項線、下項線
- **作用**
- 両側が収縮すると頭部の後屈、脊柱の後屈
- 一側が収縮すると頭部・体幹の回旋および側屈

頸半棘筋
- 起始：T1〜6椎骨の横突起
- 停止：C2〜6椎骨の棘突起
- **作用**
- 両側が収縮すると頭部の後屈、脊柱の後屈
- 一側が収縮すると頭部・体幹の回旋および側屈

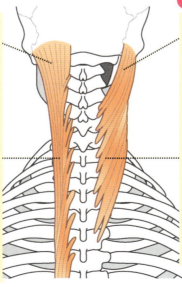

②板状筋（頭板状筋・頸板状筋）

頭板状筋
- 起始：項靭帯、C3〜T3棘突起
- 停止：側頭骨乳様突起、後頭骨上項線
- **作用**
- 両側が収縮すると頭部を後屈
- 一側が収縮すると同側へ回旋および側屈

頸板状筋
- 起始：T3〜T6棘突起
- 停止：上部頸椎横突起後結節
- **作用**
- 両側が収縮すると頭部を後屈
- 一側が収縮すると同側へ回旋および側屈

嚥下の土台には、こうアプローチしよう！

C

6 頸部・肩甲帯には、こうアプローチしよう！

豆知識　胸鎖乳突筋と椎前筋の作用[1]

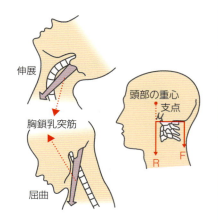

　図のように、頭部の屈曲・伸展の支点は環椎後頭関節にあります。頭部全体の荷重（R）に対して頭部伸展筋（F）が働きバランスをとっています。もし、頭部屈曲に働く椎前筋が弱く、胸鎖乳突筋が優位に働く場合には、頸椎の前弯と頭部の伸展が増強します。これは、胸鎖乳突筋の乳様突起への後方付着部が伸展筋として作用するからです。椎前筋が活動した状態で胸鎖乳突筋が収縮すると、頭部・頸部を前屈させる方向に働きます。

　椎前筋は小さな深層筋のためあまり意識されませんが、首を後ろに反らせる筋肉が大半を占めるなかで、首を後ろに反らせる力を中和し、頸椎の前弯をコントロールする重要な筋肉です。

豆知識　一般的な頸部ストレッチは後頭下筋群には効かない

　後頭下筋群は、いずれも環椎か軸椎に付着して重たい頭部をハンモックのように支えている筋群で、上位頸椎の安定に大きく関与しています。また、ほかの筋肉と比べて筋紡錘が豊富な関係で筋緊張の亢進や筋短縮を起こしやすく、頭部の伸展や相反神経抑制による椎前筋の筋力低下を招きやすい特徴があります。

　後頭下筋群をゆるめることは頭頸部のリハビリの重要なポイントですが、一般的な首を前に曲げるストレッチでは、肝心な後頭下筋群にはほとんど効果がないので注意が必要です。そのストレッチでは、第6〜7頸椎を中心に頸部が屈曲するため、本来ストレッチしたい後頭下筋群はほとんどストレッチされません。後頭下筋群をストレッチするためには、首を曲げずに、顎をしっかりと引くようにストレッチすることが大切です（→p.111）。

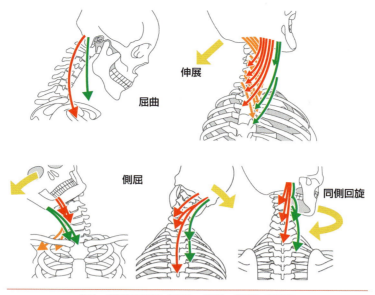

図1　頸部の運動（屈曲、伸展、側屈、回旋）

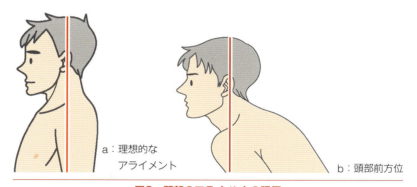

a：理想的なアライメント　　b：頭部前方位

図2　頸部のアライメントの評価

1 頸部の運動

頸部の運動には、屈曲、伸展、側屈、回旋があります（図1）。

2 頸部のアライメントの評価

耳垂からの垂線が肩峰を通るのが頸部の理想的なアライメントですが、高齢者では頭部前方位が非常に多くみられます。生理的な頸椎前弯が崩れ、上位頸椎伸展、下位頸椎屈曲が過剰になった状態です。このとき、後頭下筋群や胸鎖乳突筋などの短縮や過活動、頸部深層屈筋群の機能低下がみられます（図2）。

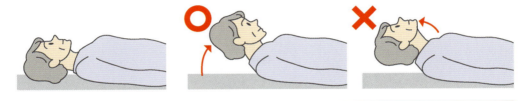

図3　仰臥位での頸部屈曲動作のチェック

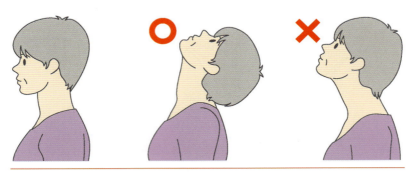

図4　座位での頸部伸展動作のチェック

❸ 頸部の運動パターンの評価[2)]

A｜仰臥位での頸部屈曲動作のチェック

　この動作によって、椎前筋（頸部深層屈筋群）と胸鎖乳突筋の相互作用を評価します。通常、椎前筋の働きが十分であれば、顎を引いたまま頭頸部は弧を描くように持ち上がります。

　しかし、椎前筋の機能が低下し、胸鎖乳突筋の働きが優位になっていると、動作開始時に顎が上がり、頭頸部の伸展傾向がみられます（図3）。

B｜座位での頸部伸展動作のチェック

　この動作によって椎前筋の機能低下を評価します。通常、天井を見るように頸部を伸展すると、顎が上がりながら頭部が後屈し、頭部の重心（こめかみ付近）が肩を通る前額面の後方まで移動します。

　しかし、椎前筋の機能低下がある場合、頭部の後方移動が小さくなり、顎先はどちらかというと下がり気味の動きがみられます。頭部後方移動による重力に抗した動きが困難なためです。

　仰臥位でも座位でも、顎先の動きを注目するとよいということになります（図4）。

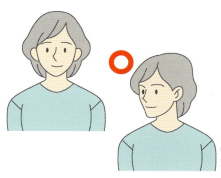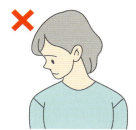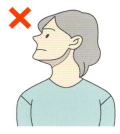

上位頸椎の回旋動作が制限された状態で頸部を大きく回旋すると、やや下向きの回旋が生じる。

下位頸椎の側屈動作が制限された場合は、側屈時に反対側への少し上向きの回旋動作が生じる。

図5　座位での頸部回旋・側屈動作のチェック

C｜座位での回旋・側屈動作のチェック

　頸椎のカップリングモーションは、大きくとらえると、上位頸椎の側屈＋対側回旋、下位頸椎の側屈＋同側回旋になります。この作用が連動することで、首を傾けずに真横を向いたり、正面を向いたまま側屈したり、斜め上を向く、斜め下を向くといった複雑な動作が可能になっています。

　そのため、不良姿勢などによって上位頸椎・下位頸椎どちらかに可動域制限が生じていると、真横を向く回旋動作や正面を向いたままの側屈動作ができなくなってしまいます。

　たとえば、上位頸椎の回旋動作が制限された状態で頸部を大きく回旋させようとすると、代償的に下位頸椎や上部胸椎を過剰に動かすので、頸部・体幹の同側側屈が加わってやや下向きへの回旋が生じてきます。

　また、下位頸椎の側屈動作が制限された場合には、側屈時に上位頸椎が優位に働くために反対側の少し上向きの回旋動作が生じてきます（図5）。

肩甲帯の機能解剖

1　肩甲帯の解剖（図6）

　肩甲帯は、4つの関節（肩甲上腕関節、胸鎖関節、肩鎖関節、肩甲胸郭関節）で構成されています。狭義の肩関節は肩甲上腕関節、それ以外を広義の肩関節とよびます。肩甲胸郭関節は胸郭とは靱帯や関節包で連結しておらず、滑膜性関節ではありません

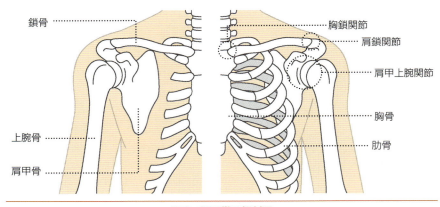

図6　肩甲帯の解剖図

が、筋肉や鎖骨で連結され、肩甲骨前面が胸郭の外側背面と連動する部分なので、機能的な関節ということになります。これらの4つの関節が互いに調和をもって働き、複雑な肩の動きを可能にしています。

豆知識　誤嚥性肺炎の好発部位の聴診[3]

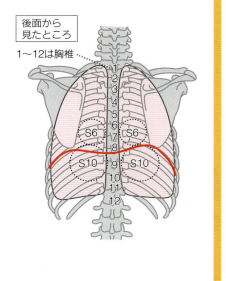

　肩甲骨の下角を触知し、正中に指を動かしていくと胸椎棘突起にぶつかります。これがT7～8棘突起の目安なので、そこから2つ下の棘突起はT9～10ということになります。左右の下角とT10棘突起を結んだ線の内側は下葉肺底部後区とよばれ、無気肺、肺炎、誤嚥性肺炎といった呼吸器合併症を最もきたしやすい部位となります。

　また、肺のなかで最も遠い位置になるので、ここでの換気がよければ、局所的な関係は別にして、肺全体の換気はよいと考えられます。呼吸音の聴診ではこの部分をしっかり聴くようにしましょう。

肩甲帯の筋群

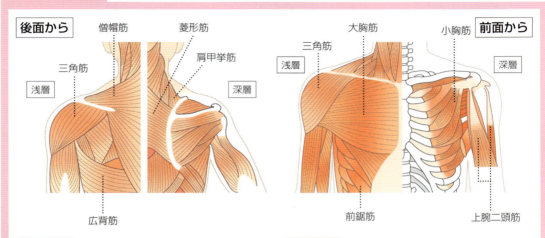

①僧帽筋

- 起始：後頭骨上項線、外後頭隆起、項靱帯、胸椎棘突起
- 停止：鎖骨外側1／3、肩峰、肩甲棘

作用
- 全体が収縮すると肩を引く（肩甲骨の内転）
- 上部線維が収縮すると肩甲骨の挙上・上方回旋
- 中部線維が収縮すると肩甲骨の内転
- 下部線維が収縮すると肩甲骨の下制・下方回旋
- 停止が固定されると頸部の側屈および軽度後屈

②肩甲挙筋

- 起始：C1～4の横突起
- 停止：肩甲骨の内側縁（上角と肩甲棘上部の間）

作用
- 肩甲骨を内上方へ引く（肩甲骨の内転および下方回旋）
- 起始が固定されると頸部の側屈および軽度回旋。また、両側が働くと頸部を軽く後屈

③菱形筋（大菱形筋・小菱形筋）

大菱形筋
- 起始：T2～5棘突起
- 停止：肩甲骨の内側縁（肩甲骨と下角の間）

小菱形筋
- 起始：C7～T1棘突起
- 停止：肩甲骨内側縁上部（肩甲棘の内側の三角形部分）

作用
- 肩甲骨を内上方へ引く（肩甲骨の下方回旋）
- 停止が固定されると頸部の側屈

④前鋸筋

- 起始：第1～9肋骨の外面
- 停止：肩甲骨の内側縁の前面

作用
- 肩甲骨を前方へ引く（肩甲骨の外転）
- 上部の収縮は肩甲骨を下方回旋させる
- 下部の収縮は肩甲骨を上方回旋させる
- 肩甲骨が固定されると肋骨を挙上（呼吸補助）

⑤小胸筋

- 起始：第3～5肋骨
- 停止：肩甲骨の烏口突起の内側面

作用
- 肩甲骨の下制、下方回旋、外転
- 停止部が固定されると肋骨を挙上（呼吸補助筋）

⑥大胸筋

- 起始：鎖骨の内側半分、胸骨、第1～6肋骨の軟骨
- 停止：上腕骨の大結節稜

作用
- 肩関節の内転、内旋、屈曲（鎖骨部）、水平屈曲
- 吸気の補助

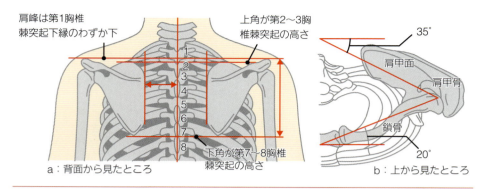

図7　肩甲帯のアライメントの評価

竹井仁．"立位姿勢の評価と修正エクササイズ"．正しく理想的な姿勢を取り戻す：姿勢の教科書．東京，ナツメ社，2015，103，164．より引用

2 肩甲骨の運動

　肩甲骨の動きには、挙上・下制、外転・内転、上方回旋・下方回旋、前傾・後傾があります。

3 肩甲帯のアライメントの評価

　肩甲骨の正常なアライメントは、上角が第2～3胸椎棘突起、下角が第7～8胸椎棘突起の高さに位置し、両肩峰は第1胸椎棘突起下縁を通る水平線のわずか下に位置します。また、肩甲棘と鎖骨は軽度上方を向き、肩甲骨全体は過度な前傾・後傾を伴わない平坦な状態で胸郭に張り付いています（図7）[4]。

　高齢者でよくみられる肩甲骨のアライメント不良は、下方回旋位、前傾位、外転位、挙上位です。

4 肩甲帯の運動の評価

　肩関節の屈曲・外転は、通常180°可能ですが、このとき肩甲上腕関節（いわゆる肩関節）と肩甲胸郭関節（肩甲骨）の動きが密接に関係しています。肩甲上腕関節の動きと肩甲胸郭関節の動きがおよそ2：1の割合で行われており、これを肩甲上腕リズムとよんでいます。

　肩関節外転では、約30°以下の動きは肩甲上腕関節の動き単独で行うことができるといわれています。そのため、30°以下の小さな外転角度にもかかわらず、肩甲帯の挙上が著明に現れる場合、僧帽筋上部線維や肩甲挙筋の過活動、僧帽筋下部線維の機能低下が疑われます。

嚥下の土台には、こうアプローチしよう！

高齢者でよくみられる肩甲骨のアライメント不良

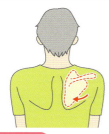

①下方回旋位
- 肩甲骨の下角が肩甲棘より脊柱に近くなっている状態。
- 肩甲挙筋、小胸筋、菱形筋などが短縮や過活動となっていることが多い。

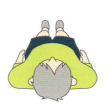

②前傾位
- 肩甲骨内側縁、下角が胸郭から浮き上がっている状態。
- 大胸筋・小胸筋が短縮していたり、僧帽筋下部線維や前鋸筋が伸張されて筋力低下していたりする可能性がある。

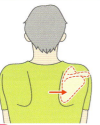

③外転位
- 肩甲骨内側縁が脊柱の棘突起から7.5cm以上離れている状態。
- 大胸筋・小胸筋・前鋸筋の短縮や過活動、僧帽筋中部・下部線維、菱形筋の伸張・減弱の可能性がある。

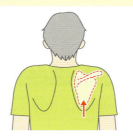
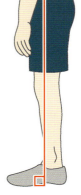

④挙上位
- 肩甲骨が全体的に挙上している状態。
- 肩甲骨全体が挙上している場合は、僧帽筋上部線維が短縮していることが疑われる。肩甲骨上角が挙上し、肩峰は挙上していない場合は、肩甲挙筋の短縮が疑われる。

豆知識　頭・上肢の重さと食事姿勢

　普段あまり意識しませんが、頭が体重の約10％、片腕で約8％と思っている以上に重さがあります。体重50kgの場合、頭で約5kg（ボーリングの玉）、片腕で約4kg（2Lのペットボトル2本分）となります。
　頸部伸展位の状態で、肩甲骨をわざとダランと引き下げた状態（下制・下方回旋）で唾液嚥下すると、喉頭挙上を妨げられる感じがわかります。弛緩性麻痺や筋力低下などで上肢の支持性が乏しい人の食事姿勢を整える際に、上肢のサポートとしてカットアウトテーブルを用いたり、大きめのクッションなどで上肢を支えたりするサポートの重要性がわかるのではないでしょうか。

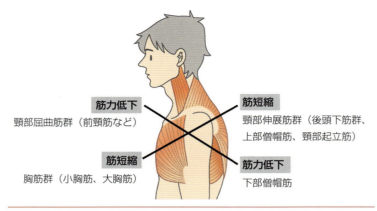

図8　上位交差性症候群

山下貴士. "姿勢を理解する". クリニカルストレッチ. 東京, ヒューマンワールド. 2013, 12-20. より引用

嚥下の土台からアプローチしよう！　②頸部・肩甲帯

　高齢者の不良姿勢の典型例である円背・頭部前方位における筋肉のインバランス（バランスの不均衡）を理解すると、姿勢改善のアプローチをどのように行うとよいのかの大きなヒントになります。

　円背・頭部前方位では、筋肉のインバランスにある特徴をもっていることがわかっています。頸部を中心に矢状面で、前上方、後下方、後上方、前下方の4つに分けたとき、それぞれ交差するように筋短縮と筋力低下を起こしやすい筋群に分かれます。図8のように、体幹の上部において、後上方の後頭下筋群・僧帽筋上部線維・肩甲挙筋、前下方の大胸筋・小胸筋などが筋短縮を生じ、前上方の頸部屈筋群（深層）、後下方の僧帽筋中部・下部線維・前鋸筋の筋力低下を生じるため、上位交差性症候群とよばれています。

　身体は全体としてバランスをとろうとしているため、通常より緊張が高く短縮した筋肉があれば、それに対応している筋肉は過度に引き伸ばされ筋力低下している可能性が高いのです。そのため、姿勢を改善するためには、緊張して硬くなったり、短縮してしまったりした筋肉をストレッチでゆるめるとともに、筋力低下を起こしているその拮抗筋や隣接する筋に対して筋力トレーニングを行い安定化を図っていくことが重要です。

肩甲帯ストレッチ①

①肘回し

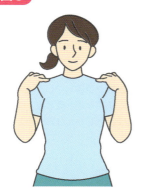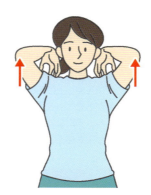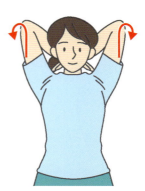

最初の姿勢 足は肩幅程度に開く（座位・仰臥位でも可）。両手の指先をそれぞれ両肩に軽くのせる。このとき、肘が開かないように注意する。

方法 指先は肩に付けたまま、両肘を前方に引き上げ、さらに真上から後方へ大きく円を描くようなイメージで回す。逆回りも同様に、各10回ずつ行う。

解説 肩甲挙筋、大・小菱形筋、前鋸筋、小胸筋など、肩甲骨周囲の筋肉をほぐすことができる。指先を肩に当てることで肩甲上腕関節が上腕二頭筋と上腕三頭筋によって固定され、肩甲骨が動きやすくなる。このストレッチは立位や座位だけでなく仰臥位でも行うことができ、現場で実施してもらう頻度が高いストレッチの一つ。

②肩甲骨の内転・外転

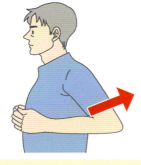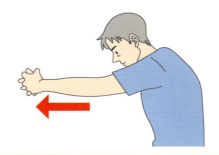

最初の姿勢 座位または立位で、両肘関節を屈曲位にする。

方法 両肘関節を屈曲位のまま、肩関節を伸展し肩甲骨をできるだけ脊柱に寄せるように内転させ、10秒程度保持する。その後、両上肢を90°前方挙上させながら、肩甲骨を前へ引き出すように外転させ、10秒程度保持する。

解説 肩甲骨内転時は菱形筋や肩甲挙筋が収縮し、前鋸筋がストレッチされている。また、肩甲骨外転時には前鋸筋が収縮し、菱形筋や肩甲挙筋がストレッチされている。
菱形筋や肩甲挙筋は、筋肉の走行から肩甲骨をできるだけ上へ上げるように動かすとよい。それぞれの拮抗筋をしっかり収縮させることで、相反神経支配のメカニズムが働き反対側の筋群のストレッチを効果的に行うことができる。

肩甲帯ストレッチ②

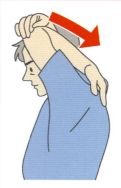

③肩甲骨下制・後傾

最初の姿勢	座位または立位で、片側の上肢を挙上しながら肘関節を屈曲させ、同側の背中を手指で触れる。
方法	反対側の手掌で挙上させた肘頭をゆっくりと押し上げ、10秒ほど保持する。
解説	肘頭を押し上げることで、上腕三頭筋長頭を介して、同側の肩甲骨が下方へ引き下げられるので、肩甲挙筋、菱形筋、前鋸筋のストレッチになる。また不良姿勢で前傾しがちな肩甲骨を引き起こす効果もある。

④側臥位での他動的ストレッチ

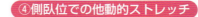

最初の姿勢	患者さんに側臥位になってもらい、肩甲骨を把持する。
方法	準備運動を兼ねて小さい回旋運動を行ってから、上下・内外・上方回旋・下方回旋それぞれの方向へゆっくりと動かしていく。最後に大きな回旋運動を行う。
解説	頸部が側屈位にならないよう、枕の高さを調整する。筋緊張が高い場合や可動域制限が大きい場合は、肩甲骨内側縁に四指を当て、内側縁の上部・中部・下部と3か所ほどを内外にゆらすようにほぐすのも効果的。

⑤小胸筋のストレッチ

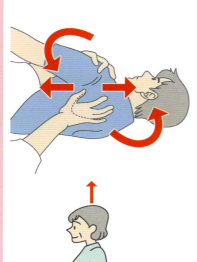

最初の姿勢	立位または座位で、両手を身体の後ろで組む。
方法	肩を下げながら肩甲骨を内側に引き寄せ、胸を開くように伸ばしていく。
解説	顎を引きながら、身体全体を真上に伸ばすイメージで行う。顎を引くことで椎前筋のトレーニングにもなる。小胸筋が硬いと、肩甲骨が前傾位になりやすく、また、上方回旋が妨げられるので上肢の可動域にも影響を与える。

⑥大胸筋のストレッチ

最初の姿勢	患者さんに仰臥位になってもらい、背中の下に丸めたバスタオルを縦に入れる。
方法	胸骨を境に大胸筋を左右へ広げるようにゆっくりと伸張させる。

嚥下の土台には、
こうアプローチしよう！

C

頸部ストレッチ

①僧帽筋上部線維

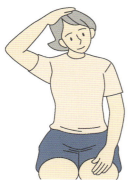

最初の姿勢	椅子に座り、ストレッチする側の手で座面の横またはやや後方を把持する。
方法	ストレッチする側へ頸部を軽く回旋させ、反対側の手を頭に載せて頸部を反対側へ側屈させる。
解説	反対側の耳が肩より前に出るくらい頸部を回旋させる。手で押さえる力は手の重みを加える程度にする。側屈時に体幹が倒れたり、ストレッチ側の肩が挙上しないように座面をしっかりと把持しておくことが大切。

②肩甲挙筋

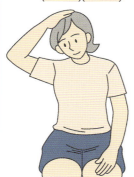

最初の姿勢	椅子に座り、ストレッチする側の手で座面の横またはやや後方を把持する。
方法	ストレッチする側とは反対に頸部を軽く回旋させ、反対側の手を頭に載せて頸部を反対側へ側屈させる。
解説	鼻を反対側の肩に近付けるように頸部を回旋させる。手で押さえる力は手の重みを加える程度にする。側屈時に体幹が倒れたり、ストレッチ側の肩が挙上しないように座面をしっかりと把持しておくことが大切。

③後頭下筋群（臥位）

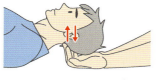
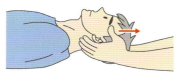

最初の姿勢	患者さんに仰臥位になってもらい、頭側から第2～4指の指先で環椎を支える。
方法	そのまま数十秒指先をしっかり立てることで、後頭下の組織をリラックスさせる。その後、両方の手掌で頭部を包み込んで、ゆっくりと頭側へ伸張させる。
解説	最初の姿勢では、指先を立てて、頭部がベッドと平行になるようにバランスをとる。後頭下の組織がリラックスしてくると、後頭骨が背側へ滑ることで、環椎が浮き上がり頸部が伸張してくるような感覚が感じられる。

④後頭下筋群（座位）

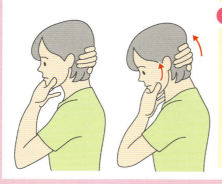

最初の姿勢	座位になり、片側の手をオトガイに当て、反対の手を後頭部に当てる。
方法	オトガイに当てた手は顎を引く方向に、後頭部に当てた手は頭部を上に軽く引っ張りながら上位頸椎を屈曲させるように力を加える。
解説	上位頸椎のみを屈曲させて後頭下筋群を伸張させるストレッチなので、下位頸椎や体幹が屈曲してしまわないようにする。自動・他動どちらでも実施可能。

6 頸部・肩甲帯には、こうアプローチしよう！

111

頸部・肩甲帯トレーニング①

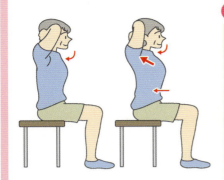

①椎前筋トレーニング＋後頭下筋群ストレッチ

最初の姿勢　座位になり、後頭骨の下のくぼみで両手を組む。

方法　両手を斜め前方へ持ち上げるようにしながら、顎をのど元に引き付ける。次に、両肘を後ろに引いて胸を前に張り出しながら、顎を引いた姿勢をキープする。

解説　胸を張り出す際に、腰が反らないように腹筋にも軽く力を入れる。胸を張り出すことで、胸椎の脊柱起立筋群と僧帽筋中部・下部のトレーニングになるとともに、大胸筋や小胸筋のストレッチにもなる。

②バスタオルを使った椎前筋トレーニング（仰臥位）

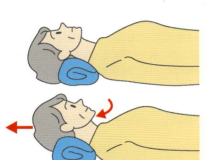

最初の姿勢　膝を立てた仰臥位になってもらい、枕は使用せずに首の後ろに丸めたバスタオルを入れる。

方法　視線を天井から膝の上に動かした後、頭部を持ち上げるのではなく、タオルに圧を加えるように顎を引き、その位置をキープする。

解説　椎前筋は深層の小さな筋肉であり、強い力を入れる必要はない。過度に力を入れると、胸鎖乳突筋の作用が強くなってしまうので注意する。歯を食いしばる（咬合位）のではなく、下顎安静位のまま力を入れるように意識するとよい。

③枕を使った椎前筋トレーニング（仰臥位）

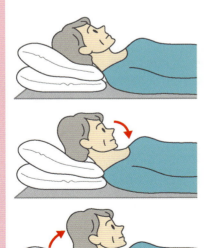

最初の姿勢　膝を立てた仰臥位になってもらい、頭の下に枕を入れる。

方法　視線を天井から膝の上に動かした後、ゆっくりと顎を引き、その後に少しだけ頭部を持ち上げる。その位置で1～2秒だけキープしてもとの位置に戻る。

解説　椎前筋は深層の小さな筋肉であり、強い力を入れる必要はない。過度に力を入れると、胸鎖乳突筋の作用が強くなってしまうので注意する。歯を食いしばる（咬合位）のではなく、下顎安静位のまま力を入れるように意識するとよい。頭部を挙上させる際に顎が上がらないように注意する。

頸部・肩甲帯トレーニング②

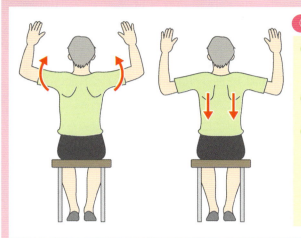

④僧帽筋下部トレーニング

最初の姿勢　座位になり、胸を張るように肩関節90°外転位・肘関節90°屈曲位になる。

方法　その状態で、肩甲骨を下制させたまま5〜10秒キープする。

解説　最初の姿勢で、肩甲骨を上方回旋させることによって肩甲挙筋を伸張位にして動きを抑制することができる。肩甲骨が下制・内転・後傾するので、大胸筋・小胸筋・広背筋のストレッチにもなる。

豆知識　後頸部・肩甲帯のマッサージ

　後頸部や肩甲帯は不良姿勢によって筋緊張の亢進や筋短縮を生じやすい部位です。ストレッチやトレーニングを行う前後に、リラクゼーション目的でマッサージを行うことで、疼痛の軽減、筋緊張の緩和、筋疲労の軽減などにつながります。

　代表的なマッサージ方法の揉捏法や圧迫法などで、後頸部の後頭下筋群、頭板状筋・頭半棘筋、肩甲帯の肩甲骨内側縁、僧帽筋上部線維などに、ゆっくりと適度な力で行います。

- ●揉捏法：手掌、母指、手根部などを用いて、筋肉に対し、直角またはらせん状に適度な力を加えて揉む方法です。
- ●圧迫法：手掌、母指、手根部などを用いて、筋肉に対し、直角に圧を加えながら押していく方法です。

引用・参考文献

1) 飯島治之ほか．"頭頸部の筋"．筋学ハンドブック．東京，医歯薬出版，2014，203．
2) 新田收ほか．"頸部の運動パターン"．頸部痛・肩こりのエクササイズとセルフケア．東京，ナップ，2011，67-72．
3) 眞渕敏．"解剖整理とフィジカルアセスメント"．早わかり呼吸理学療法．大阪，メディカ出版，2004，13-27．
4) 竹井仁．"立位姿勢の評価と修正エクササイズ"．正しく理想的な姿勢を取り戻す：姿勢の教科書．東京，ナツメ社，2015，103，164．
5) 山下貴士．"姿勢を理解する"．クリニカルストレッチ．東京，ヒューマンワールド，2013，12-20．
6) 石部伸之．"脊柱の構造と動きを知ろう"．背骨のしくみと動きがわかる本．東京，秀和システム，2015，12-29．
7) J.Castaingほか．"脊柱／脊柱の形態学的アプローチ"．図解関節・運動器の機能解剖：上肢・脊柱編．東京，協同医書出版社，1996，113-21．
8) "頭頸部の筋"．前掲書1)．198-226．
9) "上肢の筋"．前掲書1)．10-22．
10) "肩甲骨のアライメント"．前掲書2)．57-9．
11) 丹羽滋郎．"健康づくりに対する二関節筋・多関節筋の重要性"．メディカルストレッチング：筋学からみた関節疾患の運動療法．東京，金原出版，2008，76-85．
12) 竹井仁．顎関節症の理学療法Ⅱ．理学療法科学．15(2)，2000，49-54．
13) "頭部前方位・胸椎後彎の修正エクササイズ"．前掲書4)．140．
14) "すくめ肩（いかり肩）の修正エクササイズ"．前掲書4)．170-2．

7 顎関節には、こうアプローチしよう！

　食事の際に口を開けてくれない、あるいは口を開けっぱなしで閉じてくれないというように、口の開閉が問題となることがよくあります。そのようなとき、口の開閉動作を目で見て開口域を確認したり、他動的に下顎を動かそうと試みたりすると思いますが、顎関節自体を意識した評価・アプローチは意外にできていないのではないでしょうか。

　咀嚼動作は、上下左右前後への複雑な顎関節の動きから成り立っています。また、1章で体験したように、顎関節の動きは舌の可動域や筋力にも影響を及ぼします。

　不良姿勢や寝たきり傾向の人に生じやすい顎関節の拘縮や偏位は、上下肢の拘縮と異なり意識されにくいですが、同じように予防的なアプローチが重要です。この章では、顎関節についての理解を深め、間接訓練に取り入れていきましょう。

顎関節の機能解剖

① 顎関節の解剖

　下顎骨は、顔面骨格のなかで最も大きな骨であり、中央部の下顎体とその両後端の下顎枝からなります。頭蓋骨のうち唯一、側頭骨と可動性関節すなわち顎関節をつくっています。

　食事や会話で動く顎関節は、身体のなかで最も頻繁に使用される関節であり、食事時だけでも1日に約2,000回動かされます。顎関節がスムーズな動きができるよう、顎関節内には柔軟で丈夫な関節円板があり、接触圧を減らしています。また顎関節は関節包で覆われています。内外方向には咀嚼時に安定するよう固い構造になっていますが、前方・後方方向にはゆるい構造となっており、顎関節の大きな動きを可能にしています。

嚥下の土台には、こうアプローチしよう！

下顎骨を触診しよう！

筋突起
特徴
- 下顎枝の上端の前方にある扁平な突起。

触り方
- 口を閉じているときには頰骨弓のアーチの中に入り込んでいて触診できない。しかし、頰骨弓の下に指を当てた状態で、大きく開口するとこの突起を触れることができる。
- ちょうど関節突起の2.5cmくらい前方。

関節突起
特徴
- 下顎枝の上端の後方にある突起。関節突起の先端を下顎頭といい、下顎頭には内側極・外側極という内外に張り出した突起がある。

触り方
- 外耳孔の前で関節突起（外側極）の隆起を容易に触診できる。

下顎切痕
特徴
- 筋突起と関節突起の間にあるU字型のくびれの部分。

触り方
- 開口して、関節突起→下顎切痕→筋突起と、順に触れてみよう。

下顎枝
特徴
- 下顎体の後部からほぼ垂直に後上方へ伸びる板状の部分。
- 上方には2つの突起（関節突起と筋突起）が出ている。

触り方
- 前後を指でつまんで、下顎体から縦に伸びる構造を確認してみよう。

下顎体
特徴
- 馬蹄形をしており、上面には歯が植立している歯槽部がある。
- 内側中央付近には顎舌骨筋の起始部である顎舌骨筋線がある。

触り方
- 上下を指でつまみながら、下顎体の厚みと馬蹄形の構造を確認してみよう。

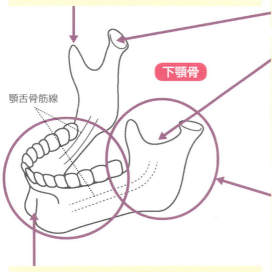

顎舌骨筋線　下顎骨

7　顎関節には、こうアプローチしよう！

115

顎関節を触診しよう！

頬骨弓
- 特徴
  - 側頭骨の頬骨突起と頬骨の側頭突起が結合して形成されるアーチ。
- 触り方
  - 顎関節の前方で、このアーチ部分をつまむことができる。

関節隆起
- 特徴
  - 下顎窩のすぐ前方にある隆起で、関節突起はこの隆起の傾斜（約70°）に沿って前下方へ滑って動いている。
- 触り方
  - 関節突起に触れながら大きく開口すると、下顎窩の前方（関節突起の斜め前方）でこの隆起の傾斜に触れることができる。

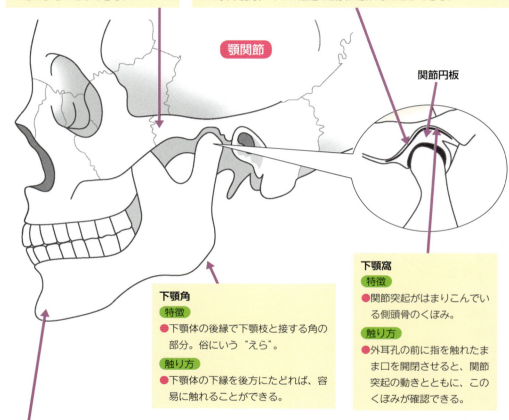

下顎角
- 特徴
  - 下顎体の後縁で下顎枝と接する角の部分。俗にいう"えら"。
- 触り方
  - 下顎体の下縁を後方にたどれば、容易に触れることができる。

下顎窩
- 特徴
  - 関節突起がはまりこんでいる側頭骨のくぼみ。
- 触り方
  - 外耳孔の前に指を触れたまま口を開閉させると、関節突起の動きとともに、このくぼみが確認できる。

オトガイ
- 特徴
  - 下顎体の中央部の隆起。正中部を縦に走るオトガイ隆起と、その両側下端にあるオトガイ結節からなる。
  - オトガイの裏側（下顎体中央の内面）には、オトガイ棘という4個の小さな突起があり、オトガイ舌骨筋やオトガイ舌筋が付着している。
- 触り方
  - 下顎体の前方で、容易に触れることができる。

咀嚼筋を触診しよう！① (浅層)

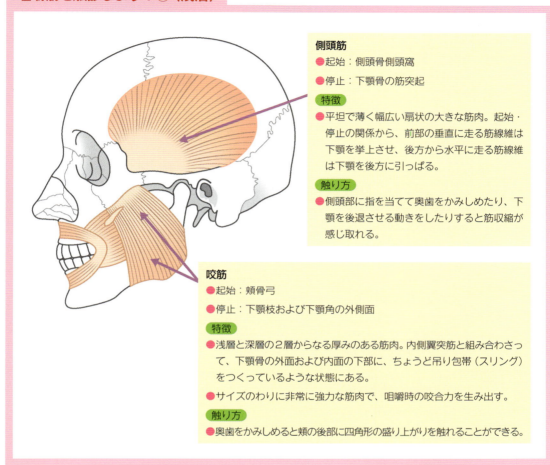

側頭筋
- 起始：側頭骨側頭窩
- 停止：下顎骨の筋突起

特徴
- 平坦で薄く幅広い扇状の大きな筋肉。起始・停止の関係から、前部の垂直に走る筋線維は下顎を挙上させ、後方から水平に走る筋線維は下顎を後方に引っぱる。

触り方
- 側頭部に指を当てて奥歯をかみしめたり、下顎を後退させる動きをしたりすると筋収縮が感じ取れる。

咬筋
- 起始：頬骨弓
- 停止：下顎枝および下顎角の外側面

特徴
- 浅層と深層の2層からなる厚みのある筋肉。内側翼突筋と組み合わさって、下顎骨の外面および内面の下部に、ちょうど吊り包帯（スリング）をつくっているような状態にある。
- サイズのわりに非常に強力な筋肉で、咀嚼時の咬合力を生み出す。

触り方
- 奥歯をかみしめると頬の後部に四角形の盛り上がりを触れることができる。

豆知識　咀嚼筋と運動機能との関係

　スポーツにおける全身運動の際に、咀嚼筋もその動作に一致した活動をしていることがわかっています。動作の強弱に合わせて、咀嚼筋も活動が強くなったり弱くなったりしており、弱い運動の際には咀嚼筋の活動はほとんどみられなかったということです[1]。

　高齢者に対する起立―着席訓練などの下肢の筋力トレーニングは、咀嚼筋の筋活動を促すことにもつながるかもしれませんね。

咀嚼筋を触診しよう！②（深層）

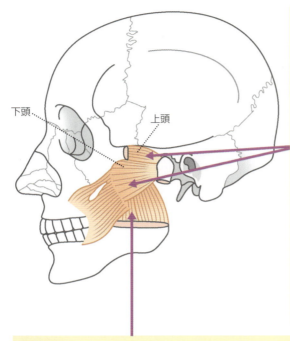

外側翼突筋
- 起始：蝶形骨翼状突起の外側板の外側面
- 停止：下顎頸にある翼突筋窩

特徴
- 側頭部深層にある上頭と下頭に分かれる小さな筋肉。
- 上頭と比べかなり大きい下頭は、下顎骨を前方に引き出す働きをする。両側が収縮すると下顎骨を前突させ、片側の外側翼突筋が収縮すると下顎骨を反対方向へ側方偏位させるため、開口動作や食物を咀嚼する際のすりつぶし動作に重要な働きをしている。
- 上頭は閉口時の関節円板と顎関節の位置の調整に関与しており、4つの咀嚼筋のうち外側翼突筋下頭のみが開口運動に関与していることになる。

触り方
- この筋肉の触診は位置的に困難。

内側翼突筋
- 起始：蝶形骨翼状突起の後面の翼突窩
- 停止：下顎角内面の翼突筋粗面

特徴
- 咬筋とともに下顎枝を内側からV字に挟むように付着する筋肉。前額面から見ると斜め方向に走行しているので、片側の内側翼突筋が収縮すると下顎を反対方向へ側方偏位させる。

触り方
- 口腔内の片側の下顎枝内側に触れながら奥歯をかみしめたり、下顎を反対へ偏位させると筋の収縮を感じることができる。

A｜顎関節の運動を触診してみよう！

顎関節は、関節突起が側頭骨の下顎窩にゆるやかに適合することで形成されています。この滑膜性の関節は、単純な蝶番関節ではなく、下制（開口）と挙上（閉口）、前突と後退、左右の側方運動という6つの動きが組み合わさった複雑な動きをします。まずはそれぞれの動きを確認し、拘縮予防のアプローチへつなげましょう。

顎関節の開口（下制）・閉口（挙上）運動を触診しよう！

開口運動前半

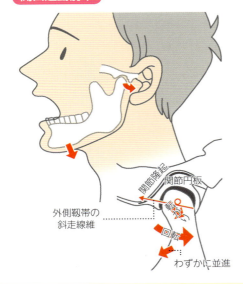

開口運動後半

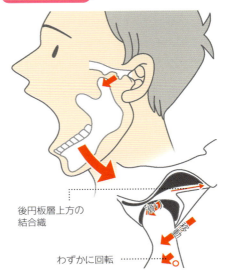

特徴
- 開口運動はおもに外側翼突筋と舌骨上筋群の収縮によって、閉口運動はおもに咬筋、側頭筋、内側翼突筋の収縮によって起こります。
- 最大開口域は約5cm（3横指）で、2横指以下なら開口制限ありというのが大まかな目安です。ただし、口を最大に開けるのはあくびのときや歌を歌うときなどであって、咀嚼運動中には大きな開口域は必要ありません。
- 咀嚼時の開口域は平均18mm程度とされます。
- 顎関節は関節円板によって上部と下部に分けられており、まず開口運動前半に関節円板下部と関節突起が蝶番のように回転運動を生じ、後半に関節円板と関節突起がいっしょに亜脱臼するように滑走運動を生じます。

触り方
- 顎関節に指を当てた状態で、ゆっくりと大きく口を開けていきます。その際、開口の前半は下顎骨が後下方に回転するような動きが中心で、関節突起が関節隆起に沿って前下方に滑走する動きはほとんどないと思います。
- 開口の後半になると、関節突起が関節隆起に沿って滑走する動きが中心となり、関節突起と下顎窩の間にくぼみがはっきりと現れてくるはずです。閉口時は反対の動きとなります。

顎関節の前突運動と後退運動を触診しよう！

前突運動 / 後退運動

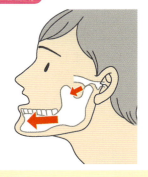
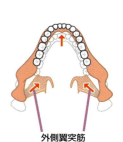
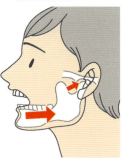

外側翼突筋

特徴
- 下顎の前突はおもに外側翼突筋の収縮によって起こり、後退は側頭筋後部の収縮によって起こります。
- 前突の正常な可動域は約6〜8mmとされます。単純な前突動作というのは、普段あまり行わないと思いますが、この動作は口を最大限に開けるためには重要な要素です。

触り方
- 両方の顎関節に指を当てた状態で下顎を前方へ突き出すと、下顎窩がはっきり現れるのがわかります。
- 1章で顎関節の拘縮を体験してもらいましたが、あれはまさにこの外側翼突筋による前突動作を妨げたものです。前突だけでなく大きな開口動作や側方動作も妨げられることを確認してみましょう。

顎関節の側方運動を触診しよう！

側方運動

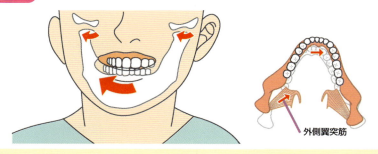

外側翼突筋

特徴
- 側方運動は、一側の外側翼突筋の上頭・下頭が両方とも収縮することで、同側の関節円板が前方へ滑り、反対側の関節円板がその場にとどまることで起こります。
- また咀嚼運動時には、筋の付着位置の関係から片側の咬筋・側頭筋の収縮は同側への側方偏位、片側の内側翼突筋の収縮は反対側への側方偏位に関与しています。

触り方
- 両側の顎関節に指を当てたまま下顎を左へ偏位させると、外側翼突筋が収縮した右にのみ下顎窩がはっきり現れるのがわかります。

咀嚼運動を観察しよう！

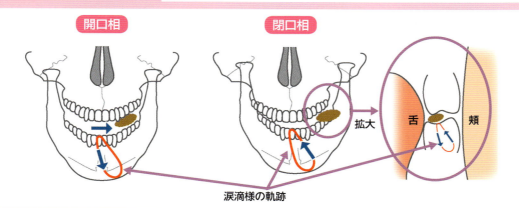

特徴
- 咀嚼は、下顎を上下左右前後に動かし、上下顎の臼歯を磨り合わせる運動（臼磨運動）です。
- 舌や頬、口唇、軟口蓋と連動し、複雑な動きをして食塊形成しているわけですが、これを一定のリズム（約100回/分）で無意識下でも行えるのは脳幹にある咀嚼中枢のおかげだといわれています。
- また咀嚼時、下顎はまっすぐに開くのではなく、少しかむ側に偏って開きます。続いて咀嚼側に向かって閉じていくので、正面からみると咀嚼側に膨らんだ涙滴様の軌跡を描く運動をしています。咀嚼側の口角が引かれる動きがみられるのは、この下顎の動きが関係しているのです。

❷ 歯の喪失や加齢による下顎骨の変化

　骨はつねに吸収と形成が繰り返され、新しい骨組織に置換されるリモデリングが行われています。一般的に、加齢によってリモデリングのバランスが崩れ、骨の老化（形や構造の変化）が起こります。下顎骨は、四肢や体幹の骨と比較して、咀嚼運動による機械的刺激がリモデリングに大きな影響を与えています。そのため歯の喪失によって機械的刺激が減少すると、加齢による変化以上に外形や内部構造が大きく変化します。とくに歯が植立している歯槽骨が吸収されてしまいます。

　下顎骨では、前歯部ではオトガイ棘、小臼歯部ではオトガイ孔、大臼歯部では顎舌骨筋線の高さまで吸収されます。そのため義歯を装用した際に、オトガイ孔から出ているオトガイ神経を圧迫して痛みが出たり、顎舌骨筋線を起始とする顎舌骨筋やオトガイ棘を起始とするオトガイ舌骨筋によって義歯の安定性に影響したり、疼痛の原因となったりすることがあります。咀嚼機能の土台となる下顎骨の維持のためにも、歯の治療や義歯の調整が後手に回らないようにすることが大切です。

❸ 顎関節拘縮の評価

　仰臥位では、重力による下顎骨の後方偏位が生じやすく、顎関節の拘縮を正確に判断できない可能性があるため、ベッドをギャッチアップしたり座位姿勢で確認しましょう。人差し指で両側の顎関節に触れながら、開口運動や舌運動時の関節突起の動きや下顎窩のくぼみの出現を評価します。

　最大開口運動時に下顎窩のくぼみがはっきり現れなかった場合、滑走運動がみられず回転運動だけだったということであり、拘縮の可能性があります。また、舌を大きく突出した際に両側の下顎窩のくぼみが現れなかったり、側方運動で顎を片側に大きく動かした際に、動きが小さく反対側の下顎窩のくぼみが現れなかったりした場合も拘縮の可能性があります。

豆知識　下顎安静位

　1日のなかで歯をかみあわせている時間はどれくらいあると思いますか？ あまり考えたことはないと思いますが、「合計20分」と聞くとどうでしょう。「たったそれだけ？」と思われたのではないでしょうか。

　実は、上下の歯は、咀嚼・嚥下・会話などのときに瞬間的に触れるだけなのです。そのため1日を合計してもその程度の時間になります。何もしていないときは、基本的には歯をかみあわせていないのが正しい状態です。具体的にいうと、口の開閉にかかわる咀嚼筋や舌骨筋群がリラックスし、口唇が軽く閉じ、上下の歯の間が2〜3mm開いた状態、これを下顎安静位とよびます。

　逆に、上下の歯をかみあわせた状態を咬合位といいますが、日常的に咬合位になっている状態は、咀嚼筋が過緊張にあるといえます。ストレスなどで歯をくいしばったり、歯のかみあわせが不良で一部の摩擦が強かったりすると、歯ぎしりの原因になります。

　咬合位の状態では下顎の動きを引き出すのは困難なので、顎関節へのアプローチは下顎安静位で行うことが基本です。姿勢保持が不十分な場合は、咀嚼筋群がリラックスできるようにリクライニング位（60°程度）で行ったり、過緊張のために咬合位となっている場合には、まずは咀嚼筋や後頸部のリラクゼーションを行うようにしましょう。

嚥下の土台には、
こうアプローチしよう！

C

嚥下の土台からアプローチしよう！　③顎関節

1 顎関節の可動域練習

通常、座位姿勢で開口運動を行う際、顎関節内では下顎骨を前下方へ滑走させています。実はこのとき、重力も下顎骨の下制（開口）の助けとなっています。しかし仰臥位や低いリクライニング位では、重力によって下顎骨の関節突起が顎関節の後面に押し付けられ、舌も後退してしまいます。この状態で大きく開口するには、重力に抗して下顎骨を前上方へ滑走させなくてはなりません[2]。廃用症候群に陥ったような虚弱高齢者にとってはむずかしく、顎関節の動きが制限され、拘縮を招くのです。

まずは離床を進めることが顎関節拘縮予防の基本ですが、それに加えて顎関節の可動域練習を行うとより有効です。

A 顎関節脱臼のリスク

開口状態で下顎を側方から強打されたり、関節靱帯の弛緩した人が大きく開口すると、関節突起が関節隆起を前方へ乗り越え、元に戻らなくなる前方脱臼、俗にいう"あごが外れた"状態になることがあります。顎関節の可動域練習を行う際には関節の可動範囲や加える力に注意し、それぞれの方向に遊びをつくるくらいのつもりで行いましょう。

2 咀嚼筋の筋力トレーニング

脳卒中後の患者では、一般的に四肢の麻痺側に著明な筋力低下を認めます。咀嚼筋に関しては、麻痺側と健側で咬筋・内側翼突筋の筋断面積に左右差はなかったのですが、麻痺側・健側ともに筋断面積の減少を認め、咬合圧は健常者の約1/2と弱くなっていたと報告されています[3]。これは、咀嚼筋は咀嚼時に両側とも動くので片側のみの萎縮が起こりにくいことに加え、嚥下調整食などの軟らかい食事の提供によって咀嚼運動が著しく減少することが原因だと考えられます。咀嚼運動の減少は当然、歯槽骨のリモデリングにも悪影響を与えます。

"安全"の名のもとに漫然と低すぎる食事形態を継続させないこと、1品程度でも適度に咀嚼を必要とする食事形態を提供することに加え、咀嚼筋の筋力トレーニングや、カテーテルチューブなどの軟らかく弾力のあるものを噛む練習を行うとよいでしょう。

A 筋力に関する注意点

咀嚼筋の筋力アップのために、強い抵抗やとくに固いものは必要ではありません。

7

顎関節には、こうアプローチしよう！

123

抵抗が強すぎたり、固すぎたりすると筋疲労のためにかえって運動効率が落ちてしまいます。ガムをかむ程度の力でよいので、咀嚼回数を増やすことが大切です。

❸ 咀嚼筋・後頸部のリラクゼーション

頭部前方位になると、上位頸椎の伸展を伴うために舌骨下筋群が引き伸ばされ、舌骨を下方・後方に引きます。舌骨が下方・後方に引っ張られると、舌骨と下顎骨をつなぐ舌骨上筋群を介して下顎骨も下方・後方に引かれます。そうすると顎関節の動き

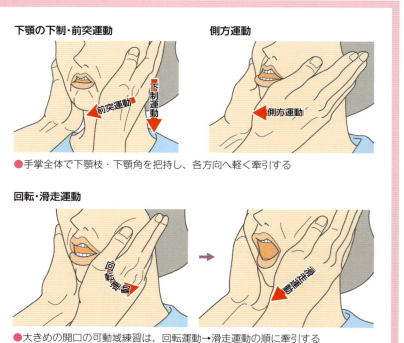

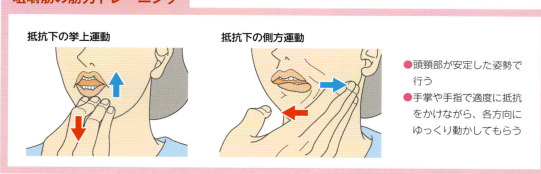

咀嚼筋のリラクゼーション

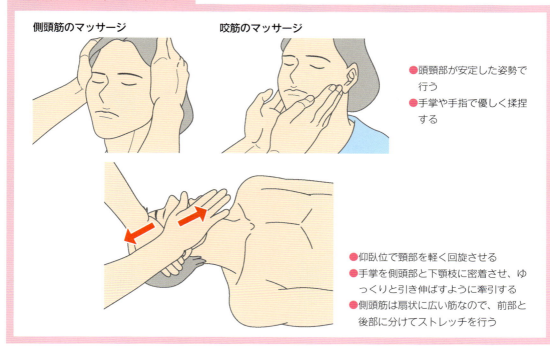

側頭筋のマッサージ　咬筋のマッサージ

- 頭頸部が安定した姿勢で行う
- 手掌や手指で優しく揉捏する

- 仰臥位で頸部を軽く回旋させる
- 手掌を側頭部と下顎枝に密着させ、ゆっくりと引き伸ばすように牽引する
- 側頭筋は扇状に広い筋なので、前部と後部に分けてストレッチを行う

豆知識　咀嚼回数

　歯をかみあわせている時間と同じで、1食で何回咀嚼しているか、なんて考えることはないと思います。いろいろな研究があるもので、各時代における食事時の咀嚼回数についての研究報告[4]があるのですが、それによると現代の食事時の咀嚼回数は1食で600回程度だそうです。弥生時代は1食で4,000回咀嚼していたといわれ、現代と比べると驚きの数字です。「咀嚼」によって調理していたといえるのかもしれません。昭和初期でも1,400回なので、現代の食事がいかに食べやすく調理されているかがわかります。カレーライスなどでは300～400回程度に減るとされるので、ペースト食・ゼリー食の状態が続けば廃用性の筋萎縮が進行するのは当然といえます。

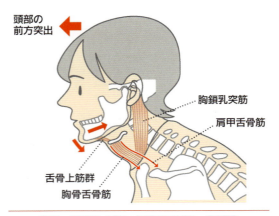

図1 頭部前方位による頭頸部筋への影響

が制限されて単純な蝶番運動しかできなくなったり、開口状態につながってしまったりします[5]（図1）。実際に、背中を丸め顎を突き出した姿勢をとってみると、大きな開口動作がむずかしく、臼歯での咀嚼運動が行いづらくなるのがよくわかります。当然、咀嚼・食塊形成不良や咀嚼筋の過緊張を招きやすい状態です。

また、片麻痺などによる左右のアライメントの崩れは、顎関節の左右への偏位（咬合のズレ）を招くことがあります。左右に咬合をずらした状態で開口動作を行ってみてください。開口とともにわずかですが頭部後屈が生じてしまうはずです。咬合のズレによって、後頸部の頭板状筋や頭半棘筋が過剰に働いてしまうためです。通常の咬合位ではそのような反応はでないでしょう。

不良姿勢の場合、後頸部の筋緊張亢進や筋短縮によって顎関節に影響を与えやすいため、後頸部のリラクゼーションが必須となります。

引用・参考文献
1）大川周治．"咀嚼に関するQ＆A（その他）"．咀嚼の本2：ライフステージから考える咀嚼・栄養・健康．日本咀嚼学会編．東京，口腔保健協会，2017，148-9．
2）舘村卓．"咀嚼嚥下のための姿勢と嚥下訓練"．誤嚥性肺炎の治療と再発予防のコツ．東京，全日本病院出版会，2013，23-9，（MonthlyBookMedicalRehabilitation，160）．
3）植松宏．"加齢・疾患による口腔機能の変化"．評価法と対処法．植松宏監修．東京，医歯薬出版，2005，32-9，（セミナーわかる！摂食・嚥下リハビリテーション，1）．
4）齋藤滋．"噛むことを忘れた現代人"．よく噛んで食べる：忘れられた究極の健康法．東京，日本放送出版協会，2005，26-30．
5）飯島治之ほか．"頭頸部の筋"．筋学ハンドブック．東京，医歯薬出版，2014，208．6）Neumann,DA．"咀嚼と換気の運動学"．筋骨格系のキネシオロジー．東京．医歯薬出版．2005.371-387．
7）脇田稔ほか監修．"頭頸部の筋"．口腔解剖学．嶋田智明ほか監訳．東京，医歯薬出版，2009，75-83．
8）山田好秋．"咀嚼を支える体の仕組み"．咀嚼をそしゃくする：食育・介護・栄養管理に役立つ咀嚼の基礎知識．東京，口腔保健協会，2016，25．

8 機能解剖からアプローチする！"根拠と効果のある"口腔リハビリ

　「思うように効果が出ない」と、従来の口腔リハビリによいイメージがもてない人が多いかもしれません。しかし、口腔へのリハビリは効果が期待できないのかというと、そうではありません。効果が現れにくかったのは、機能解剖や機能訓練の知識を十分持たず、何となく行っていたのが大きな要因かもしれません。

　舌骨上筋群をトレーニングしようとシャキア訓練を行ってもメインで働く胸鎖乳突筋の陰に隠れて効果が出にくいですし、舌骨下筋群の起始部がどこなのか知らずにストレッチを行っても効果は出にくいでしょう。

　筋力トレーニングの際に、ターゲットの筋肉を意識するかしないかで大きく効果が変わってくるといわれますが、口腔のリハビリでも同じことだと思います。起始・停止や筋肉の連動などの機能解剖を理解したうえで、適度な負荷をかけたり、ストレッチを行ったりして初めて効果が期待できるのです。

　この章では、触診や体験実習を通して口腔周囲の筋群の機能解剖を学ぶとともに、ストローを使った訓練方法を中心に、すぐに現場で使える実践的な口腔リハビリを紹介していきます。

顔面筋（表情筋）の機能解剖

　顔面筋は、口、鼻、目、頭皮の20種類あまりの筋肉の総称で、表情筋ともよばれます。これらの筋肉は、骨同士を連結する骨格筋と異なり、頭蓋骨に起始して皮膚の深部に停止しています。そのため、骨格筋に対して皮筋とよばれます。

　本書では、嚥下機能にとくに重要な口輪筋、頬筋、オトガイ筋にスポットを当てます。

顔面筋（表情筋）の機能解剖

頬筋
- 起始：上下の歯槽部、頬筋稜、翼突下顎縫線
- 停止：上下唇

特徴
- 頬の中央付近にあり、表情筋のなかで最も深層に位置する。頬筋の筋束の前方は上唇や下唇に向かって集束し、後方は上咽頭収縮筋と交わって翼突下顎縫線を形成している。
- 頬筋の収縮は舌と連動して食塊を臼歯の上に載せたり、口腔内の陰圧を形成したりするだけでなく、口唇閉鎖や咽頭収縮を補助する働きも担っている。
- 「口輪筋→頬筋→上咽頭収縮筋」という連動をイメージしてアプローチすることがポイント。たとえば麻痺側の口唇閉鎖が弱い場合に、口唇の運動を行うだけでなく、頬筋の運動で賦活化を狙うことができたり、咽頭の収縮が弱い場合に、口輪筋・頬筋に負荷をかけたトレーニングを行うことで咽頭収縮筋の賦活化を狙ったりできる。

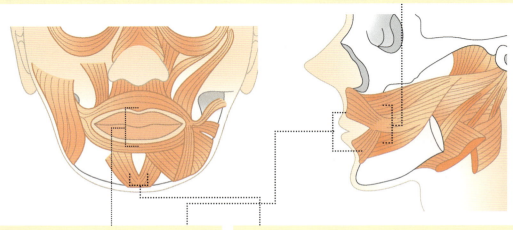

口輪筋
- 起始：口裂周囲の筋群の筋束、上下顎歯槽突起、鼻孔部皮膚
- 停止：口輪部

特徴
- 口裂（上唇と下唇の間の裂け目）の周りを取り囲み、口唇閉鎖に最も重要な働きをする。
- 口角の外側部（口角結節）で口裂周囲の筋群（口輪筋、頬筋、大頬骨筋、笑筋など）が集束しており、表情筋のマッサージをする際は、この位置を意識してほぐす。

オトガイ筋
- 起始：下顎骨歯槽隆起
- 停止：オトガイ外部皮膚

特徴
- 下顎前面の最も中央付近に位置する小さな筋肉。口をとがらせる際などに、顎に固いしわ（俗にいう"梅干し"）をつくる。
- 嚥下時に下唇下方の皮膚を歯列に引き寄せる働きがあり、口輪筋を補助し、口唇閉鎖に働く。
- オトガイ筋を触りながら唾液を嚥下すると、「オトガイ筋の筋収縮→口輪筋の筋収縮→舌の口蓋への押し付け→嚥下反射」の順で動きが感じられる。オトガイ筋は嚥下運動における一連の筋収縮のスタートとなっている。

舌の機能解剖[1]

　舌は、食塊を押しつぶしたり、まとめたり、口腔内で保持したり、咽頭に送り込んだり、嚥下の際に口蓋に押し付けて嚥下圧を形成したりする、摂食嚥下において最も重要な器官の一つです。舌の機能を考えるうえで大事なのが、舌は舌内に起始・停止がある小さな内舌筋と、舌外に起始して舌内に停止する外舌筋で構成されているということです。舌を大きく突き出したり、引っ込めたりという大きな動きは、外舌筋が中心となって行われているので、舌筋へのアプローチを考えるためには、それぞれの外舌筋がどこに起始・停止しているのかをイメージできなければなりません。

1 内舌筋

　舌先を尖らせたり、丸っこくしたり、平らにしたり、短くしたりといった舌の細かな動きを担っているのが内舌筋です。内舌筋は、上縦舌筋、下縦舌筋、横舌筋、垂直舌筋の4種類で構成されています。名前のとおり、舌内部を3つの方向に走行しています。すなわち、2つは舌を縦断する方向、1つは水平方向、1つは垂直方向です。

　これらの筋肉は、骨に起始・停止せず、舌表面の舌腱膜や舌正中の舌中隔に付着しています。舌は基本的に水風船のようなものと考えてもらうとよいかもしれません。水風船を手でつぶしたり曲げたり変形させるのと同じで、舌の容積自体は一定なのですが、内舌筋の働きで捻ったり丸めたり形を変えることができるのです。

2 外舌筋

　3組の主要な外舌筋と、1組の補助的な外舌筋で構成されています。それぞれ舌の外部に起始し、舌の内部に停止しています。そのため、内舌筋のような細かな動きではなく、舌を前に突き出したり、引っ込めたり、横に動かしたりという大きな動きを担っています。

　それぞれの外舌筋の起始部を知ることで、これらの筋肉のおもな働きを推測することができます。起始部が舌より上方にあれば、その筋肉の収縮によって舌を挙上し、舌より下方にあれば、その筋肉の収縮によって舌を下制します。同様に、起始部が舌より前方にあれば舌を突出させ、後方にあれば舌を後退させます。厳密には内舌筋と外舌筋が協調して複雑に動いているのですが、機能訓練を考えるときには、このように単純明快に考えるほうがわかりやすいと思います。

内舌筋の機能解剖

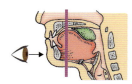
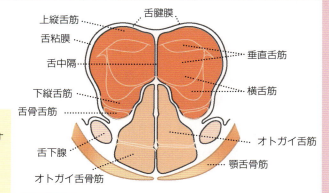

上縦舌筋
- 起始：舌根部付近
- 停止：舌尖に達する前

特徴
- おもに舌背正中の粘膜下を縦走。
- 前方に走行するにつれて、筋線維の一部は舌側縁部に入っていく。収縮すると舌背は短縮し、舌尖部を上方へ向けたり、舌表面に陥凹をつくったりするなど、とくに液体を舌正中部に保持するために重要。

横舌筋
- 起始：舌中隔
- 停止：舌縁

特徴
- 2つの縦舌筋線維間を水平に走行しており、舌幅を短縮させる。同時に舌は長くなる。

垂直舌筋
- 起始：舌背の粘膜下線維層
- 停止：舌下縁

特徴
- 舌下面から舌の上表面に向かって走行している。大部分が舌尖近くにあり、舌背を平坦にする。

下縦舌筋
- 起始：舌骨と舌根部
- 停止：舌尖部

特徴
- 舌下面付近のオトガイ舌筋と舌骨舌筋の間を縦走する。
- 舌を短縮させ、舌尖部は下方に向ける。

豆知識　舌圧

　舌を口蓋に押しつける力を舌圧とよび、嚥下運動に大事な働きをしています。健常者の最大舌圧と嚥下時舌圧を測定した報告[2]によると、最大舌圧は加齢によって低下し、最大舌圧は50代以下では男＞女という性差があるが60代以降はなくなり、嚥下時舌圧は性別、年齢とも関連がみられないことがわかっています。

　別の報告では、最大舌圧はADL、摂食嚥下障害の重症度、食事形態などとも相関があり、最大舌圧が25kPa以上であればおおむね常食を摂取可能で、ミキサー食・ゼリー食の人では10kPa以下が多かったと報告されています[3]。

　舌の運動機能低下を疑う目安が最大舌圧20kPa未満とされていますが、これを大まかに判断する便利な方法がストローの押しつぶしの可否です。口蓋前方に入れたストローを舌で押しつぶし、楕円形に押しつぶすことができれば、おおむね20kPa程度はあると予測できます。

外舌筋の機能解剖

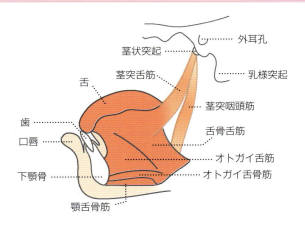

舌骨舌筋
- 起始：舌骨体および大角
- 停止：舌後方部の側面

特徴
- 舌を下方に引き下げたり、後退させたりする。
- 舌骨の少し上を親指と人差し指で挟みながら舌を下方に引き下げると、この筋肉を主とした収縮がわかる。

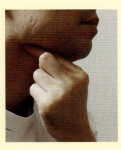

茎突舌筋
- 起始：側頭骨茎状突起
- 停止：舌の外側および舌尖

特徴
- 茎突舌筋は舌尖から舌後方までの舌側縁下部を形成し、舌の後退や舌後方部の挙上に働く。
- 左右両側の茎突舌筋が収縮すると、左右の舌側縁部が後上方へ挙上するので、舌背中央部にくぼみができる。
- 食塊や液体の口腔内保持や送り込み、舌と口蓋の接触による嚥下圧の形成など、嚥下運動に重要な役割を果たす。

オトガイ舌筋
- 起始：下顎骨のオトガイ
- 停止：舌体、舌背・舌根部

特徴
- オトガイ舌筋は舌背下部の全長に沿って扇状に広がる筋肉。
- 舌を突き出すことで舌骨を前上方へ引き寄せたり、舌を口蓋に押し付けて舌圧を形成するなどする。口腔期や咽頭期に重要。内舌筋、外舌筋のなかで最も強大で、舌を突出した際に下顎下面で触れる強い筋収縮は、この筋肉が主。

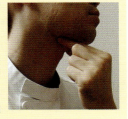

口蓋舌筋
- 起始：軟口蓋
- 停止：舌の外側

特徴
- 口蓋舌筋のおもな役割は、舌が安静位にあるときに軟口蓋を低い位置に下げること。しかし、軟口蓋が軟口蓋挙上筋群によって挙上した位置に固定されているときには、口蓋舌筋の収縮は舌後方部を挙上するように働く。

舌骨筋群の機能解剖

　舌骨筋群は、嚥下時の喉頭挙上という嚥下運動の要となる重要な筋群です。舌骨は舌骨上筋群4組、舌骨下筋群4組によって吊り下げられ、ほかの骨と関節を構成しておらず、頸部前面の狭い部位に集まっているので、作用はやや複雑です。ただ、これも起始・停止の関係や触診で部位を確認すれば、スッと頭に入ってくるはずです。

　それぞれの筋肉を確認する前に、まずは舌骨上筋群と舌骨下筋群のおおまかな働きを確認しておきましょう（図1）。舌骨筋群の働きは大きく2つ、①喉頭挙上と②開口運動です。頸部の屈筋としても働きますが補助的なので、割愛します。

1 喉頭挙上

　舌骨上筋群は、起始が舌骨より上にあるので舌骨を引き上げ、舌骨下筋群は起始が舌骨より下にあるので舌骨を引き下げます。なので、順当に考えると、嚥下時には舌骨上筋群が収縮して喉頭を挙上させ、舌骨下筋群が収縮して喉頭を下制していると思われますが、実際には少し違います。

　嚥下時の筋電図（図2）をみると、舌骨上筋群と舌骨下筋群がほぼ同時に活動しているのがわかります。嚥下反射による喉頭挙上が起こる際、舌骨上筋群が活動しはじめるのとほぼ同時に舌骨下筋群が活動しはじめ、喉頭挙上が終わり下制しはじめる際、舌骨上筋群が活動を終えるとともに舌骨下筋群の活動も終わっています。

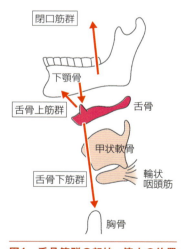

図1　舌骨筋群の起始・停止の位置関係

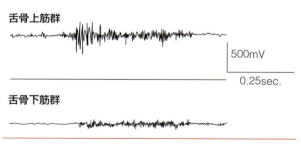

図2　嚥下時の舌骨上筋群・下筋群の筋電図

三枝英人. 舌骨上筋群の解剖. 耳鼻咽喉科展望. 2010, 53 (4), 246-53. より引用

嚥下後に喉頭が下降する際に、舌骨下筋群はほとんど働いていないことがわかります。つまり喉頭の下降は、安静時呼吸の呼気時の胸郭の動きと同じようなものと考えるとよいでしょう。吸気筋で胸郭を広げて吸気が行われますが、呼気は吸気終了後に吸気筋の弛緩と胸郭の弾性によってしぼむときに起こるのと同じで、舌骨上筋群の収縮がゆるむことで喉頭が元の位置に下がっているのです。では、舌骨下筋群が何をしているかというと、舌骨上筋群とともに働くことで舌骨の安定を図っています。

② 開口運動

開口運動は、おもに舌骨上筋群と外側翼突筋の収縮によって起こります。起始・停止の関係を考えると、動きが逆になるので変に感じますが、支点をどこにして収縮するかで働きが異なっているのです。

つまり、嚥下時の喉頭挙上のときには、起始部の下顎は安定（口を閉じて）、停止部の舌骨は固定されていない（宙に浮いたような）状態なので、舌骨上筋群の収縮によって舌骨が挙上していました。そして、開口運動のときには、舌骨上筋群と舌骨下筋群の収縮で舌骨を安定（固定）した状態で、舌骨上筋群が収縮するので、起始部の下顎骨が停止部の舌骨に向かって近づく開口運動が起こっているのです。

豆知識　舌のアンカー機能

市販されている舌圧測定器は、前舌と口蓋前方での舌圧を計るものですが、実際の嚥下時には、奥舌と口蓋後方での舌圧も非常に重要な働きをしています。前舌であれ奥舌であれ、舌を口蓋に押しつけて支点にすることで、舌骨筋群による喉頭挙上を力強く行えるようにしているのです。これを舌のアンカー機能とよびます。「アンカー」とは船の「錨（いかり）」のことで、舌を口蓋に付けてグッと踏ん張りを効かせることから、このようによばれています。

アンカー増強（舌尖を口蓋に強く押しつけた状態）での嚥下は、舌根部・咽頭後壁接触時間、喉頭閉鎖時間、食道入口部開大時間がアンカー抑制（わざと舌と口蓋への押し付けを弱くした状態）に比べ長くなったという報告があります[4]。

体験実習で感じてみよう！①

体験実習①　下顎の固定と舌骨の固定による舌骨可動性の変化

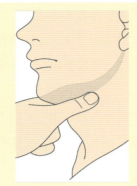

A：口を閉じ（下顎を安定させ）リラックスした座位姿勢で、舌骨をつまんで左右に動かす

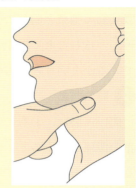

B：大きく開口した状態で、同じように舌骨を左右に動かす

　Aでは、舌骨の左右への可動性が感じられると思います。一方、Bでは舌骨がしっかり固定された状態になっていてほとんど動かなかったと思います。これを嚥下運動に当てはめて考えてみましょう。

豆知識　蕎麦啜り様訓練[5]

　片側の先をキャップで閉じた栄養カテーテルチューブを、「蕎麦をすするように」小刻み（1cmくらい）に、口唇から舌奥まで5cmほど吸い込むリハビリ手技です。この訓練は、チューブを小刻みに吸うことで「そばをすする」実際の食事動作に近似させるとともに、筋活動のオンオフを繰り返すことで中枢への頻回の賦活を意図しています。

　この運動時の舌骨上下筋群の筋活動量は、シャキア訓練に匹敵する大きな値を示す一方、胸鎖乳突筋に対してはシャキア訓練に比べてきわめて小さな値しか示しません。そのため舌骨筋群にターゲットを絞った運動といえます。

　この報告をヒントに、より簡便で現場で使える訓練方法として筆者が考案したのが、p.144で紹介するストローを使った吸啜訓練です。

体験実習で感じてみよう！②

体験実習②　開口や舌圧による喉頭挙上の変化

A：口を閉じ（下顎を安定させ）リラックスした座位姿勢で唾液嚥下を行う。このとき、甲状軟骨の上に人差し指を添えた状態で喉頭挙上の力強さや距離を感じとる。

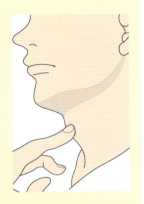

B：開口し、舌は口腔底に下げたまま（アンカー機能を働かせず）に唾液嚥下を行う。

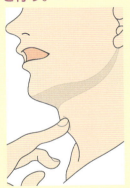

C：開口したままで、今度は奥舌を口蓋にしっかり押し付けて唾液嚥下を行う。

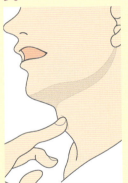

　Bでは喉頭挙上が不十分な感じがあったと思います。開口状態では、舌骨が安定に働いているので上方への動きが制限され、舌を下制させたのでアンカー機能が働かず弱い嚥下となったのです。一方、Cでは、Aに近いしっかりした喉頭挙上が起こったと思います。奥舌挙上によって舌骨の挙上が補われたことと、アンカー機能の働きで嚥下圧が形成できたことが理由です。

　つまり嚥下運動の際、口を閉じる（下顎を安定させる）動作の大切さとともに、仮にそれがむずかしくても舌運動の改善でアンカー機能が働けば、嚥下機能の改善が見込めることもわかったと思います。

　嚥下リハビリでは、障害がある1点にだけとらわれず、広い視野でとらえてアプローチすることが大切なのです。

舌骨上筋群の解剖図

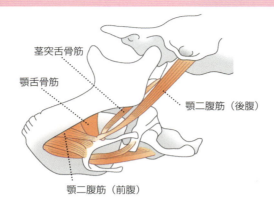

①顎舌骨筋
- 起始：下顎骨内面の顎舌骨筋線　　●停止：舌骨体

特徴
- 顎二腹筋のすぐ上方（深層）に位置し、下顎体の左右内側から舌骨の間に広がる板状の筋肉。
- 左右の下顎骨内面の顎舌骨筋線に起始し、前2／3は正中で合わさって縫線を形成し、後1／3は舌骨体の下端に停止する。
- 口腔の床の部分（口腔底）を形成するので口腔隔膜ともよばれ、解剖学的には、この筋肉より上が口腔内、この筋より下が口腔外と分けられる。
- 起始部が舌骨より上に位置するので、この筋肉が収縮すると舌骨を挙上させる。

④茎突舌骨筋
- 起始：茎状突起　　●停止：舌骨体

特徴
- 側頭骨茎状突起と舌骨をつなぐ細長い筋肉。
- 茎状突起から起始し、顎二腹筋後腹の上をほぼ平行に走行しながら前下方に向かい、停止腱が二分して顎二腹筋後腹を包むようにして舌骨体に停止する。
- 起始部の茎状突起は乳様突起の内方にある細い突起で、触診はできない。無理に触ろうとすると骨折の恐れがあるといわれているので注意する。
- 起始停止の位置から、舌骨上筋群と協働して舌骨を上方へ引き上げる働きをしている。

②顎二腹筋
- 起始：前腹…下顎骨前部後面の二腹筋窩
　　　　後腹…側頭骨乳突切痕
- 停止：中間腱

特徴
- 顎二腹筋は、下顎下面の舌骨上筋群のなかで最も表層に位置し、前腹と後腹からなる。
- 短く太い前腹は下顎体前歯部の後面下端に起始し、後下方に向かう。細長い腱のように見える後腹は、乳突切痕から起こり前下方に向かう。
- 前腹と後腹はそれぞれ中間腱に移行し、舌骨前面にある腱索を通ってループを形成する。
- 前腹は発生学的に顎舌骨筋と同じ起源をもつため、顎舌骨筋と顎二腹筋の前腹が癒合していることがあるといわれている。
- 起始部が舌骨からみて前上方、後上方にあることから、この筋肉が収縮すると舌骨は挙上する。とくに顎二腹筋前腹は喉頭の前上方への挙上に有利な位置にある。

③オトガイ舌骨筋
- 起始：下顎骨正中部後面のオトガイ舌骨筋棘
- 停止：舌骨体の前面

特徴
- 顎舌骨筋の深層（上方）にある円柱状の筋肉。
- 起始停止の位置関係から、顎二腹筋前腹と同様に喉頭の前上方への挙上に有利。
- 舌骨上筋群のなかで最も上部に起始しているので、切歯を喪失して歯槽部が大きく吸収された下顎骨では、オトガイ舌骨筋の動きが有床義歯を不安定にすることがある。

舌骨上筋群を触診してみよう！

⑤顎二腹筋（前腹）
- 顎二腹筋前腹は、太く短い筋肉の束が下顎下面に2本走っており、それに直交するように指を動かすと、正中に2本、丸っこい筋腹が感じられる。
- 舌尖を口蓋に押し当てて下顎下面の筋群を緊張させるとわかりやすい。

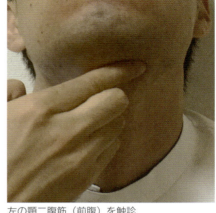

左の顎二腹筋（前腹）を触診

⑥顎舌骨筋
- 下顎下面の筋群を緊張させ、下顎体のすぐ内側を指で垂直に押し上げるとピンと張った筋肉が感じられる。

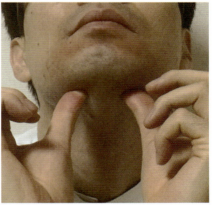

顎舌骨筋を触診

⑦顎二腹筋（後腹）・茎突舌骨筋
- 鏡を見ながら乳様突起の内側から舌骨に向かって走る仮想の線を引く。
- 下顎角の内側付近を触りながら、頸部伸展位で唾液嚥下をするとこれらの筋肉の収縮が感じられる。ほぼ平行して走行しており、2つの筋の区別は困難。

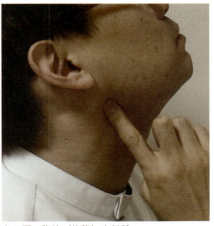

右の顎二腹筋（後腹）を触診

舌骨下筋群の解剖図

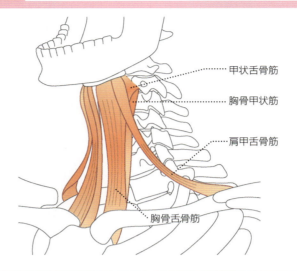

甲状舌骨筋
胸骨甲状筋
肩甲舌骨筋
胸骨舌骨筋

①胸骨舌骨筋
- 起始：胸骨柄の上端　　● 停止：舌骨の下縁

特徴
- 前頸部の気管側面に浅在する薄く細長い筋肉。

②胸骨甲状筋
- 起始：胸骨柄の上端　　● 停止：甲状軟骨

特徴
- 胸骨舌骨筋のすぐ裏に位置する薄い筋肉。

③甲状舌骨筋
- 起始：甲状軟骨　　● 停止：舌骨体

特徴
- 舌骨下筋群のなかで唯一喉頭を挙上させるために働く。
- 起始・停止の関係からすると、舌骨を引き下げる働きをしそうだが、舌骨が固定されているとき（あるいは上方へ引っ張られているとき）は、起始部である甲状軟骨を舌骨に向かって引き上げる働きをする。
- 舌骨上筋群によって喉頭挙上が起こるが、この動きは、舌骨を引き上げることで、靱帯や膜などでつながっている甲状軟骨を間接的に引き上げるというように働いている。甲状軟骨自体を舌骨に引き寄せるために直接働いているのは、この甲状舌骨筋だけであり、嚥下時の喉頭挙上の最後のひと押しとなる。

④肩甲舌骨筋
- 起始：肩甲骨上縁
- 停止：舌骨体下縁

特徴
- 上腹と下腹からなる細長い二腹筋。下腹は肩甲骨上縁から起始し、上内方に向かって細くなり中間腱に移行する。上腹はこれに続いて内上方に走り、舌骨体下縁外側部に付着する。
- 1章で体験したように、肩甲骨の位置で嚥下に影響が現れるのは、この肩甲舌骨筋による作用が大きい。

舌骨下筋群を触診してみよう！

①胸骨舌骨筋
- 舌骨より下の頸部前面（気管の側面）に指を当てたまま開口運動をすると、筋肉の小さな収縮が感じられる。
- 胸骨甲状筋も同時に収縮しているが、胸骨舌骨筋のすぐ後ろに位置しており、触診で区別するのは困難。

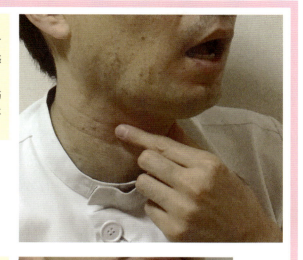

②甲状舌骨筋
- 嚥下時の喉頭挙上で筋収縮が起こっているが、ほかの筋肉と区別して触れるのは困難なので、触診の際は高音発声を利用すると便利。
- 親指と人差し指で甲状軟骨と舌骨の間をつまみ、高い声、低い声を交互に出すと、高い声のときにその部位で筋収縮が感じられる。高音発声には輪状甲状筋の働きが大きいが、同時に甲状舌骨筋も働く。
- 高音発声は喉頭挙上を強める訓練方法としても有効。高い声を出そうと構えをとるだけで甲状舌骨筋は収縮するので、高齢者にも行いやすい。

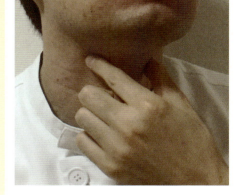

③肩甲舌骨筋
- 甲状舌骨筋は、舌骨からみるとハの字をして肩甲骨上縁に向かって伸びている。胸鎖乳突筋と斜角筋の下を通る細い筋肉であり触診はむずかしいが、鎖骨上部で触れることが可能。
- 頸部伸展位で舌骨下筋群をピンと張った状態にさせる。その状態で鎖骨上を指で軽く触れながら、舌を大きく上に突出させる。舌骨が上に引かれることで、肩甲舌骨筋がピクッと収縮するのが感じられる。
- その状態で、唾液嚥下をしたときに同じように収縮があるかどうかも触診する。

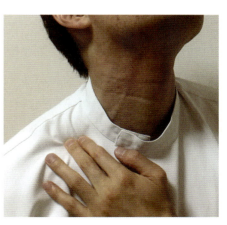

機能解剖からアプローチする口腔リハビリテーション

❶ どんな口腔リハビリが効果的か

　加齢や活動性の低下による筋力低下は上下肢や体幹だけでなく嚥下関連筋にも及びます。表情筋、舌筋、舌骨筋群などの機能低下に対し、嚥下体操をはじめ、シャキア訓練、メンデルソン手技などいろいろな訓練方法が考案され、実践されてきています。ただ、パ・タ・カの構音訓練や口唇・舌・頬の単純な運動などは負荷が軽いため、準備運動としてはよくても、機能改善の効果としては期待しづらいところです。また、シャキア訓練、メンデルソン手技などは負荷が強いため高齢者でなくても実践はむずかしいものです。

❷ 筋力トレーニングの原則に基づく「直接的間接訓練」

Ａ 筋力トレーニングの原則と嚥下関連筋

　4章で筋力トレーニングの3つの原則として、「過負荷の原則」「特異性の原則」「可逆性の原則」を紹介しました（→p.64）。過負荷の原則、可逆性の原則から、嚥下関連筋においても適度な負荷をかけ続けなければ機能の維持・改善がむずかしいといえます。ただ、嚥下関連筋は筋肉自体が小さいため、上下肢の筋肉のように少ないRM数の強い負荷をかける必要はありませんし、そもそも正確なRM数を計ること自体が困難です。

　健常成人の嚥下回数は1日に平均585回（203〜1,008回）で、食事中は1時間に平均180回（±55）、食事以外の日中は1時間に平均23回（±11）、睡眠中は1時間に平均5.3回（±1.7）だったと報告されています[6]。会話も含めると、嚥下関連筋は日常的に高頻度の運動をしているといえるでしょう。

　でも摂食嚥下障害で食事回数や量が減ったり、脳血管障害や認知症などの影響で発語や会話が減ったりすると、嚥下関連筋の運動頻度は大きく低下します。また加齢やADL低下に伴い、唾液分泌量の低下や嚥下反射閾値の上昇などの影響で、1時間当たりの唾液嚥下回数が減少するといわれています[7]。そのような慢性的な運動頻度の低下は、廃用性の嚥下機能低下につながる可能性があります。

Ｂ 特異性の原則と嚥下関連筋

　嚥下関連筋を維持・改善するには、適度な負荷を高頻度かつ日常的にかけていくことが大事です。そこで注目したいのが特異性の原則です。特異性の原則とは、トレー

ニングを行った部位や動作、種目によって、その効果が特異的に現れるというものでした。実際の嚥下動作に近い運動であればあるほど、嚥下関連筋によく効く運動だということです。

　従来の間接訓練では実際の嚥下動作とは異なるものが多いため、私はストローを用いて、軽い負荷をかけながら摂食練習を行う手技を考案し、現場で積極的に活用しています。強い負荷では疲労などのために誤嚥のリスクがあるので、あくまで個人の機能に合わせた軽い負荷で行う練習です。本来、食べ物を使う「直接訓練」と食べ物を使わない「間接訓練」は分けて行うものですが、軽い負荷をかけながら摂食するため、私の造語で「直接的間接訓練」と命名しています。

　この口腔リハビリの章では、ストローを用いた「直接的間接訓練」を中心に、病院・施設・在宅を問わずにどこでも行える実践的な訓練方法を紹介していきます。

豆知識 ストローの効果[8]

　本書では、ストローを用いた訓練をたくさん紹介していますが、その理由の一つにMurrayらの研究報告があります。Murrayらは、スプーン、コップ、ストローを使って液体を飲むときの口腔周囲筋の活動を筋電図検査法を使って調べています。そのなかの最も興味ある所見が、ストローから液体を吸い込む際の口腔周囲筋の値は、最大口唇閉鎖圧時の筋肉の活動電位を35％も凌駕していたというものです。

　単純に口唇を力強く閉鎖させるより、ストローから吸引させるほうがかなり強い筋活動を伴っているということであり、いわゆる間接訓練として口唇閉鎖運動を行うより、ストローから吸引させるほうがより強化が期待でき、特異性の原則からも望ましいといえます。

　液体がむせなく飲めるのであれば、日常的にストローで飲む（液体の誤嚥リスクがあればトロミ濃度を調整する）ことで、トレーニング効果が期待できます。もしストローの押しつぶしができなくても、ストローで飲むこと自体が重度嚥下障害患者にとって有効なので、積極的に取り入れるとよいでしょう。

口唇の訓練方法

①ブクブクうがい

- 口腔内圧を高めるために、口輪筋の閉鎖、奥舌の挙上、頬筋の交互の収縮を必要とする運動。しっかりと10秒程度連続して行うことでかなりよい負荷がかかる。水を使ったうがいでは誤嚥リスクがある人は、空気を使った"エアうがい"で練習を開始する。10秒3セットを1日に数回を目安に行うとよい。
- ただ、水を使えば液体の口腔内保持の練習にもなるため、口腔ケアの際に水を使ったうがいをすれば、わざわざ訓練として行わなくても1日3回、複数セットのよい運動となる。

②ストローを使った口唇閉鎖運動

- 「パッパッパッ」としっかりとした口唇の破裂音が出せない場合や、口唇からの息の漏れがみられるなど、おもに口唇閉鎖が不十分な場合に行う運動。
- ストローを使うことで、適度な弾力で負荷をかけることができ、つぶれ具合を視覚的に確認することもできる。オトガイ筋→口輪筋→頬筋→上咽頭収縮筋の連動をイメージし、口輪筋以外への筋肉への賦活化も狙う。
- ABはギュッギュッと断続的につぶすほうが楽に行えるので、筋力低下が目立つ人はそこから始め、持続運動へ移行する。Cはおもにオトガイ筋をターゲットとした訓練になる。

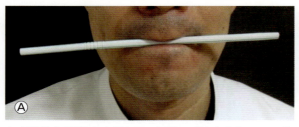

A：口唇全体で横にしたストローを押しつぶしたまま10〜20秒保持

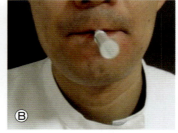

B：口唇の中央でストローの先を押しつぶしたまま10〜20秒保持

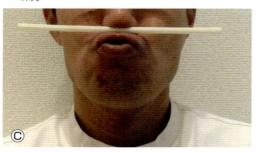

C：鼻の下に横にしたストローを当て、口唇を前に付き出して10〜20秒保持

舌の訓練方法①

舌の回旋運動

- おもに外舌筋のオトガイ舌筋、茎突舌筋をターゲットに、前舌や奥舌でのアンカー機能の向上を目的とした運動。2種類の舌の回旋運動で、それぞれの筋肉に負荷がしっかりとかかる。

A：口唇を閉じた状態で、舌で口唇の裏を押しのばすようにグルグルとゆっくり回す。時計回り、反時計回りを5回ずつ行う

B：軽く口を開けた状態で、奥舌を挙上させ、口蓋の平面上に押しつけるようにグルグルとゆっくり回す。右回旋・左回旋と5回ずつ大きく回す

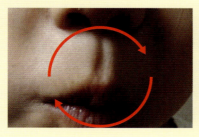 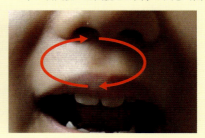

- Aを行うと、下顎の下面（オトガイ舌筋）に疲れを感じる。口唇をゆっくり押しのばすという抵抗によって、オトガイ舌筋にしっかりと負荷がかかっているためである。
- Bを行うと、のどの奥のほう（茎突舌筋）に疲れを感じる。茎状突起に向かい奥舌を引き上げ、口蓋に押しつけるように持続的な回旋運動を行うことで、茎突舌筋にしっかりと負荷がかかっているためである。

下顎下面から行う舌の他動運動

- 認知症や覚醒レベルの関係などで舌運動が乏しい人には、他動的に舌の運動を促す。
- 舌の訓練を行う前提として、先に頸部や顎関節へのアプローチを行っておくことが大事。"土台"の部分に問題があるのに、舌をガーゼで引っ張ったりしても痛みを生じるだけ。
- ここでは下顎下面から間接的に動かす方法を紹介する。下顎下面には多数の筋が重なり合っているが、下顎体と舌骨の間にはほかの骨は存在せず、舌骨が関節で固定されていないので、痛みなく他動的に舌を動かすことができる。
- 動かす目的は前舌と奥舌の口蓋への挙上運動の賦活化である。とくに外舌筋のオトガイ舌筋と茎突舌筋をイメージし、親指と人差し指を下顎下面（舌骨の前方）に当て、舌を、口蓋の前上方、後上方につけるよう挙上させる。このとき軽く開口してもらい、リラックスした状態で行う。

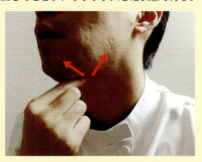 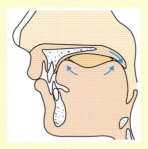

舌の訓練方法②

ストローを使った舌の抵抗訓練

- ストローを舌の鍛えたい部分に当て、「これを口の天井に押し付け、力を入れて押しつぶしてください」と指示する。ストローは口蓋前方だけでなく後方へも挿入でき、前舌挙上、奥舌挙上の両方の訓練が可能で、誤嚥やけがの心配もない。弾力によって適度な20kPa程度の負荷が得られ（材質によって多少調整可能）、つぶれ具合が視覚的に確認できる。
- 舌圧には最大舌圧と嚥下時舌圧の2種類があるが、実際の嚥下時舌圧は最大舌圧の約15％程度であり、通常でもそれほど力を入れて嚥下しているわけではないので、適度な負荷で断続的な押しつぶし20回×2セット、持続的な押しつぶし10秒2セットを目安に行えば、十分な負荷が得られる。

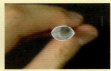

吸啜訓練

ストローを使った吸啜訓練

- 「ストローを使った舌の抵抗訓練」の応用で、より実際の嚥下運動に近づけた訓練方法。
- ストローの片側の先を指で蓋をした状態で、反対側の先を口腔内に入れてチュッチュッチュッと断続的に吸う（吸啜運動）。陰圧がかかるとストローがペチャッとつぶれるので、しっかり運動が行えているかが視覚的に確認できる。また口か指を離すとポンッと元に戻るので、繰り返し行うことができる。
- 口腔内に入れる場所を変えることで、負荷をかけたい場所を調整できるところもポイント。口唇で挟めば口輪筋に作用し、口蓋前方に入れれば前舌の挙上、口蓋後方に入れれば奥舌の挙上の訓練となる。

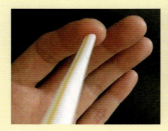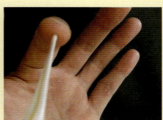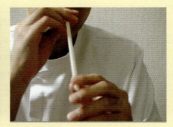

ストローを使った直接的間接訓練

- ストローの途中を洗濯ばさみでつぶし、実際に飲み物を吸啜運動で嚥下する訓練。特異性の原則にのっとれば、実際の嚥下運動に近いほどトレーニング効果が期待できるため、ストローを使った吸啜運動を応用している。
- ストローを口に入れる場所は、前述の吸啜訓練と同様に3か所で行える。
- トロミ濃度やストローのつぶし具合によって、負荷を調整する。この訓練の場合、液体のほうが容易に吸啜することができ、トロミが濃いほど抵抗が増して負荷が高くなる。液体の誤嚥リスクと口腔の機能に応じて負荷を調整する。
- 水分摂取の際に、軽めの負荷でこの訓練を取り入れることで、わざわざ訓練として行わなくても日常のトレーニング頻度を増やすことができる。

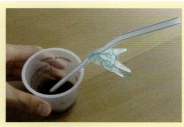

そのほかの訓練

ストローを使った呼気抵抗トレーニング

- 呼気に負荷をかけることで呼気機能を向上させる訓練。
- 吐く息がストローを通る際の音で、しっかり呼気が出ているかを判断でき、洗濯ばさみでストローを少しつぶすことで負荷の調整も可能。
- 口をすぼめて抵抗下に息を吐くことで、口輪筋や頬筋、奥舌の挙上、腹筋群など、さまざまな筋肉の賦活化も期待できる。
- 呼気に抵抗を加える器具を用いた訓練報告では、最大呼気圧の約30％の抵抗訓練を、1日に15分×2回、4週間行ったところ、舌骨上筋群の筋力強化につながったとされている[9]。

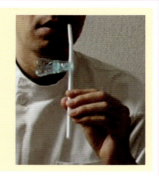

開口抵抗訓練

- 開口運動を利用して舌骨上筋群をトレーニングする訓練。
- 口を最大限に開口させ、その状態を保持する方法（等尺性運動）が報告されているが、加齢などで下顎骨の変形のある高齢者では顎関節の脱臼の恐れがあり注意が必要。等張性収縮を用いた方法であれば、脱臼の恐れのある高齢者にも安全に行える。
- 安定した座位（もしくはギャッチアップ）姿勢をとったうえで、閉口させ、顎先を両手の拇指で押さえる。その抵抗に負けないように、ゆっくり開口運動を行ってもらう。最大開口域まで動かさなくても効果があるので、安全に行うことができる。

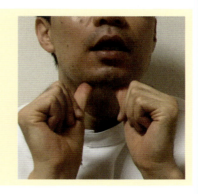

発声練習

- しっかりした発声ができることは、舌を中心とした口腔の運動機能、呼吸機能、声門閉鎖機能や喀出力の目安となる。STは構音訓練や発声練習に、一般的な発声訓練である「あえいうえおあお」「かけきくけこかこ」を取り入れている。それぞれの音で舌の位置が変わるので、大きな声で交互に発声することで、滑舌や呼吸機能の改善だけでなく、表情筋をほぐす効果もある。
- 50音を使った3つの練習方法

A：1音1秒のイメージで1音ずつ伸ばしてつなげながら一息で発声する	B：1音1音を区切って（スタッカートで）、発声する	C：高音・低音を交互に発声する
例「あーえーいーうーえーおーあーおー」呼吸機能に余裕があれば二行を一息なども可。	例「あっえっいっうっえっおっあっおっ」腹筋を意識して発声するのがコツ。声門閉鎖の強化につながる。	例「あ、い、え」を高音、「う、お」を低音で発声。

- 喉頭を触りながら、普通に発声したときと高低を意識して発声したときで比較すると、高低を意識したときの喉頭の動きが上下にかなり大きくなっているのがわかる。甲状軟骨を舌骨に近づける甲状舌骨筋のトレーニングに有効である。

舌筋・舌骨上筋群のマッサージ

- 舌筋や舌骨上筋群に対する筋力トレーニングを行った後には、そのクールダウンとしてマッサージを行う。
- マッサージでほぐす場所は下顎下面で、親指で圧迫法と揉捏法を用いて行う。
- 下顎下面の筋肉は、顎二腹筋前腹のようにオトガイと舌骨をつなぐ紡錘状の筋肉、顎舌骨筋のように下顎体内面から正中に向かっている羽状の筋肉、オトガイ舌筋のようにオトガイと舌骨から扇状に舌に付着している筋肉というように、さまざまな走行があるので、AB両方でマッサージを行うとよい。

　A：下顎体の内側を下顎角からオトガイに向かって数か所を垂直に押し上げていく
　B：下顎体の内側から正中に向かって数か所を斜め上方へ押し上げていく

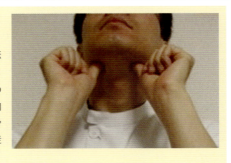

舌骨上筋群・下筋群のストレッチ①

- 舌骨は関節を持たず、舌骨上筋群・舌骨下筋群に吊られているため、舌骨上筋群・舌骨下筋群・咀嚼筋の筋緊張や筋力のバランスで位置が変化する。代表的な不良姿勢である円背・頭部前方位では、舌骨下筋群を下方へ伸張する。舌骨上筋群も咀嚼筋の緊張具合によって、閉口状態では緊張が高くなり、開口状態になると短縮位になったりする。
- いずれにせよ舌骨筋群のインバランスは筋力低下を生じ、舌骨・喉頭の挙上に悪影響を与える。その結果、喉頭蓋反転不良や咽頭収縮力の減弱を招き、咽頭クリアランス不良へとつながる可能性が高くなる。舌骨・喉頭挙上をスムーズにするための、舌骨筋上筋群・下筋群に対するストレッチの方法を紹介していく。頸部後面へのアプローチを行った後に行うべきものである。

A：舌骨上筋群のストレッチ（顎二腹筋前腹・オトガイ舌骨筋）
　※仰臥位・側臥位で実施

オトガイと舌骨の間を伸張させる

舌骨をつまむのではなく、舌骨付近の筋・皮膚全体を引き下げるイメージ

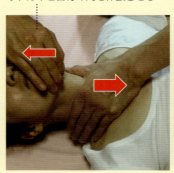
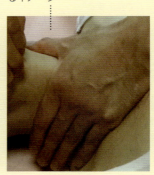

軽い後屈位になるよう片手でオトガイ部を押さえたうえで、手掌を舌骨・喉頭下方付近に密着させ胸骨方向へ引き伸ばす。

舌骨上筋群・下筋群のストレッチ②

B：舌骨下筋群（胸骨舌骨筋・胸骨甲状筋）のストレッチ
※仰臥位・側臥位で実施

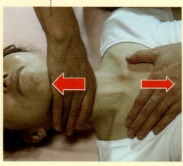
舌骨と胸骨・鎖骨の間を伸張させる

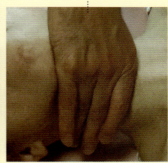
舌骨をつまむのではなく、舌骨付近の筋・皮膚全体を引き上げるイメージ

胸骨柄付近に密着させた手掌を腹部方向へ引きながら、もう一方の手掌は舌骨・喉頭上方に密着させオトガイ方向へ引き伸ばす。

C：舌骨下筋群（肩甲舌骨筋）のストレッチ
※仰臥位・左右側臥位で片側ずつ実施

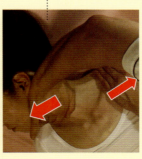
舌骨と肩甲骨の間を伸張させる

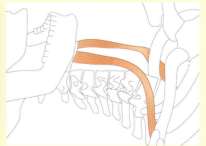

肩甲骨を下方・後方へ引きながら、もう一方の手掌は舌骨・喉頭上方に密着させ軽く頸部を回旋させるように引き伸ばす。

※A・B・Cでは構造上、舌骨自体を把持して動かすことは困難なので、舌骨・喉頭付近に手掌を密着させて行う。舌骨・甲状軟骨は靱帯や膜で連結しているため、甲状軟骨を動かすことで舌骨も間接的に動かすことができる。舌骨上筋群・下筋群それぞれの起始部を意識し、停止部の舌骨と引き離すつもりで行う。

舌骨上筋群・下筋群のストレッチ③

D：舌骨上・下筋群のストレッチ＋オトガイ舌筋・外側翼突筋の筋力トレーニング
※座位で実施（自動運動が可能な人）

胸骨柄付近に密着させた手掌を腹部方向へ引きながら、頸部伸展位をとり、舌を斜め上方へ向かって大きく突出させる。

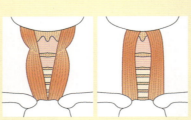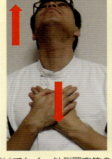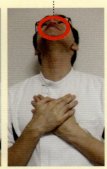

舌も上へ突き出す

※Dでは、下顎骨を前上方へ引き上げるため、オトガイ舌筋だけでなく、外側翼突筋の筋力トレーニングにもなっている。

引用・参考文献

1) Kim,CL. et al. "口腔関連構造の視覚的精査". 摂食・嚥下メカニズムupdate：構造・機能からみる新たな臨床への展開. 金子芳洋訳. 東京, 医歯薬出版, 2006, 10-37.
2) 菊谷武ほか. これ, いいね!「ペコぱんだ」を利用した舌のレジスタンス訓練. 日本歯科評論. 73 (9), 2013, 133-6.
3) 田中陽子ほか. 入院患者および高齢者福祉施設入所者を対象とした食事形態と舌圧, 握力および歩行能力の関連について. 日本摂食嚥下リハビリテーション学会雑誌. 19 (1), 2015, 52-6.
4) 熊倉真理ほか. 健常若年成人における嚥下時の舌位置変化による舌骨・喉頭運動と食道入口部開大に対する影響. 日本摂食嚥下リハビリテーション学会雑誌. 15 (2), 2011, 165-72.
5) 小山義哉ほか. 栄養カテーテルチューブを用いた嚥下リハビリテーション手技「蕎麦啜り様訓練」：表面筋電図による評価. 日本摂食嚥下リハビリテーション学会雑誌. 16 (3), 2012, 243-51.
6) Lear,CS. et al. The frequency of deglutition in man. Arch Oral Biol. 10, 1965, 83-99.
7) 田中信和ほか. 高齢者の日常生活における嚥下頻度. 日本摂食・嚥下リハビリテーション学会雑誌. 17 (2), 2013, 145-52.
8) Murray,KA. et la. Electromyographic response of the labial muscles during normal liquid swallows using a spoon, a straw, and a cup. Dysphagia. 13 (3), 1998, 160-6.
9) 柳澤幸夫ほか. パーキンソン病患者に対する呼気筋トレーニングの効果：シングルケーススタディ. 日本摂食・嚥下リハビリテーション学会雑誌. 16 (1), 2012, 75-80.
10) 道健一. "歯・口腔・顎・顔面の形態と構造". 言語聴覚士のための臨床歯科医学・口腔外科学. 東京, 医歯薬出版, 2000, 6-21.
11) 脇田稔ほか監修. "頭頸部の内臓". 口腔解剖学 = Oral Anatomy. 東京, 医歯薬出版, 2009, 111-8.
12) "頭頸部の筋". 前掲書11). 75-83.
13) 飯島治之ほか. "頭頸部の筋". 筋学ハンドブック. 東京, 医歯薬出版, 2014, 210.
14) "頭頸部の筋". 前掲書11). 75-83.

索引 Index

英語

Mets―68

あ

アンカー機能―133
咽頭期―33
咽頭後壁―26
咽頭残留―34
ウォーミングアップ―73
うがい―32
運動量―68
エクササイズ―68
嚥下音―34
嚥下反射遅延―33
嚥下メカニズム（5期）―29
送り込み機能―32

か

開口運動―133
臥位での筋力トレーニング―93
下顎安静位―122
下顎骨―115
可逆性の原則―65
顎関節―114, 116
顎関節拘縮―122
顎関節拘縮の舌運動への影響―14
顎関節の運動―119
顎関節の可動域練習―123
下肢の機能解剖―84
片足立ちテスト―57
下腿三頭筋―88
カップリングモーション―46

過負荷の原則―64
加齢―22
簡易嚥下誘発試験―36
関節（骨の連結）の様式と分類―43
関節可動域―48
間接訓練―6
顔面筋の機能解剖―128
吸啜訓練―144
胸鎖乳突筋―98, 100
胸鎖乳突筋の作用―13
強直―47
起立－着席訓練―78, 80
起立－着席訓練の効果―81
筋の起始・停止―50
頸椎の構造―97
頸部後面の筋の解剖図―99
頸部ストレッチ―111
頸部聴診法―34
頸部トレーニング―112, 113
頸部のアライメントの評価―101
頸部の運動パターンの評価―102
頸部の機能解剖―96
肩甲骨のアライメント不良―107
肩甲骨の位置による舌骨下筋群への影響―15
肩甲帯ストレッチ―109, 110
肩甲帯トレーニング―112, 113
肩甲帯のアライメントの評価―106
肩甲帯の機能解剖―103
顕性誤嚥―10
口蓋―26
口峡―26
口腔期―32
口腔前庭―27
口腔底―27
口腔内の解剖―27
口腔リハビリ―140
拘縮―47
甲状軟骨―24
口唇の訓練方法―142
後頭下筋群―99, 100

149

喉頭下垂 ― 22
喉頭下垂の評価方法 ― 23
喉頭下垂の目安 ― 23
喉頭挙上 ― 33, 132
誤嚥性肺炎 ― 6
誤嚥性肺炎の基礎疾患 ― 11
誤嚥性肺炎の好発部位 ― 104
誤嚥性肺炎のリスク因子 ― 11
呼吸パターン ― 16
骨格筋 ― 49
骨盤 ― 85
骨盤の傾き ― 86

さ

座位姿勢 ― 86
座位での筋力トレーニング ― 90, 91
サルコペニア ― 8, 9, 59
サルコペニアの自己チェック ― 55
サルコペニアの診断基準 ― 56
姿勢に関する用語 ― 41
準備期 ― 30
食道期 ― 37
身体の動きを表す用語 ― 40
身体の断面を表現する用語 ― 39
身体の方向を示す用語 ― 39
ストレッチ ― 67, 94
ストローの効果 ― 141
脊柱起立筋 ― 89
脊柱の構造 ― 45
舌圧 ― 130
舌圧の変化 ― 12
舌骨 ― 24, 44
切歯乳頭 ― 28
摂食嚥下器官の解剖 ― 20
舌の機能解剖 ― 129
舌の訓練方法 ― 143, 144
前脛骨筋 ― 89
先行期 ― 28
早期離床 ― 59
早期リハビリ ― 59

咀嚼回数 ― 125
咀嚼筋 ― 117, 118
咀嚼筋の筋力トレーニング ― 123
蕎麦啜り様訓練 ― 134

た

体幹の機能解剖 ― 84
大腿四頭筋 ― 89
大殿筋 ― 85, 87
立ち上がりテスト ― 57
超高齢社会 ― 6
腸腰筋 ― 85, 87
直接訓練 ― 6
直接的間接訓練 ― 140
椎骨の構造 ― 45
椎骨の連結 ― 46
椎前筋 ― 98, 100
動作能力予測 ― 95
特異性の原則 ― 64

は

廃用性筋萎縮 ― 60
ハムストリングス ― 88
表情筋 ― 31
表情筋の機能解剖 ― 128
ブクブクうがい ― 142
不顕性誤嚥 ― 10
フレイル ― 8

ま

メッツ ― 68, 83

ら

離床開始基準 ― 60
立位での筋力トレーニング ― 92
リハビリ中止基準 ― 62
輪状軟骨 ― 25

●著者紹介

大野木宏彰（おおのき・ひろあき）

小笠原訪問看護ステーション 技師長／言語聴覚士
日本摂食嚥下リハビリテーション学会認定士
介護支援専門員

略歴
1996 年　三重大学人文学部社会科学科卒業
2004 年　大阪医療福祉専門学校言語聴覚士学科卒業
2004 年　京丹後市立弥栄病院リハビリテーション科入職
2007 年　岐阜赤十字病院リハビリテーション科部入職
2014 年　小笠原訪問看護ステーション入職　技師長として勤務
　　　　　現在に至る

著書
『嚥下の見える評価をしよう！ 頸部聴診法トレーニング』　メディカ出版、2011
『頸部聴診法を使った 嚥下の見える評価マニュアル』　メディカ出版、2014
『"もっと"嚥下の見える評価をしよう！ 頸部聴診法トレーニング』　メディカ出版、2017

「誤嚥」に負けない体をつくる間接訓練ガイドブック
－機能解剖からよくわかる！

2018年9月1日発行　第1版第1刷
2023年1月30日発行　第1版第4刷

著　者　大野木 宏彰

発行者　長谷川 翔

発行所　株式会社メディカ出版
〒532-8588
大阪市淀川区宮原3−4−30
ニッセイ新大阪ビル16F
https://www.medica.co.jp/

編集担当　山田美登里

装　幀　森本良成

本文デザイン　添田はるみ

表紙イラスト　藤井昌子

本文イラスト　八代映子

印刷・製本　株式会社シナノ パブリッシング プレス

© Hiroaki OONOKI, 2018

本書の複製権・翻訳権・翻案権・上映権・譲渡権・公衆送信権（送信可能化権を含む）は、（株）メディカ出版が保有します。

ISBN978-4-8404-6557-1　　　　　　　　　　　　　　Printed and bound in Japan

当社出版物に関する各種お問い合わせ先（受付時間：平日9：00〜17：00）
●編集内容については、編集局 06-6398-5048
●ご注文・不良品（乱丁・落丁）については、お客様センター 0120-276-115